AF309347

LA RAGE

ENVISAGÉE

CHEZ LES ANIMAUX & CHEZ L'HOMME

au point de vue de ses Caractères et de sa Prophylaxie

PAR

V. GALTIER

Professeur de Maladies contagieuses et de Police sanitaire
à l'École nationale Vétérinaire de Lyon.

LYON
IMPRIMERIE TYPOGRAPHIQUE DE L. BOURGEON
Rue Saint-Paul, 36-38
1886

LA RAGE

ENVISAGÉE

CHEZ LES ANIMAUX & CHEZ L'HOMME

au point de vue de ses Caractères et de sa Prophylaxie

PAR

V. GALTIER

Professeur de Maladies contagieuses et de Police sanitaire
à l'École nationale Vétérinaire de Lyon.

LYON
IMPRIMERIE TYPOGRAPHIQUE DE L. BOURGEON
Rue Saint-Paul, 36-38
1886

RAGE

Définition. — Synonymes. — Considérations générales.

La rage est une maladie virulente, contagieuse, transmissible aux animaux et à l'homme. Démocrite la comparait à un incendie des nerfs, et Celse la définissait « *Miserrimum genus morbi, in quo simul æger et siti et aquæ metu cruciatur, quo oppressis in augusto spes est.* » Elle est transmise presque toujours par les morsures, et quelquefois par les lèchements, des animaux enragés, des chiens principalement. Après l'introduction du virus dans l'organisme, elle ne se dévoile par aucun signe durant un temps relativement long, et qui varie d'ailleurs de quelques jours à plusieurs mois. Elle se traduit, quand elle fait son apparition, par des troubles nerveux, par des troubles sensitifs, par l'hyperesthésie des sens, par des hallucinations, par de la fureur, par des troubles des fonctions des nerfs moteurs, par des spasmes des muscles qui président à la déglutition et à la respiration, par des convulsions et de la paralysie. Ses symptômes sont la conséquence de l'action du virus rabique sur les centres nerveux, sur le bulbe, sur la protubérance annulaire et sur la moëlle ; ils ont pour point de départ une lésion primordiale, que l'agent morbigène détermine dans l'appareil de l'innervation, et qui s'accompagne bientôt de lésions congestionnelles ou asphyxiques, ainsi que l'annonce l'apparition de certaines manifestations de l'état rabique. La maladie est facilement inoculable, même dès son début, et son virus existe dans la bave, dans la salive buccale, dans les centres nerveux.

La *rage*, ainsi dénommée parce qu'elle détermine souvent des accès de fureur chez les malades, ne s'accompagne pourtant pas toujours de ce symptôme, qui, dans les cas où il se montre, n'apparaît d'ailleurs jamais dès le début, alors que cependant l'individu enragé est dangereux et peut transmettre l'affection en léchant et en déposant de la sorte sa salive sur des excoriations ou des plaies, qui peuvent exister à la surface des mains ou sur le visage. D'autres dénominations nombreuses ont été employées pour désigner cette maladie, basées les unes sur la prédominance fréquente de tel symptôme, les autres inspirées par l'idée qu'on s'était faite du mode d'action du virus rabique ou motivées soit par la virulence de la salive, soit par l'intervention ordinaire du chien pour transmettre le germe rabigène. C'est ainsi que l'affection rabique a reçu parfois les appelations d'*Aérophobie*, d'*Hydrophobie*, de *Pantophobie*, de *Toxoneurose*, de *Sialocyniose*, de *Cynolysson*, etc.. Le synonyme le plus fréquemment usité est celui qui traduit l'horreur que l'eau inspire au malade dans certains cas de rage ; on dit communément d'une personne enragée qu'elle est atteinte d'*Hydrophobie*, et on applique aussi couramment la même dénomination pour désigner la rage des animaux. Mais, l'horreur de l'eau manquant presque toujours parmi les symptômes que présente l'animal enragé quel qu'il soit, cette appellation doit être absolument délaissée en pathologie vétérinaire; d'ailleurs, en ce qui concerne la rage de l'homme, l'expression *Hydrophobie* n'est pas le synonyme exact du mot *Rage*, attendu que l'horreur, qu'elle traduit, se montre dans de nombreux cas en dehors de cette affection, et peut faire défaut chez les personnes enragées, pendant certaines phases de la maladie ou même pendant toute sa durée.

La rage est une des maladies les plus graves; son évolution est rapide une fois que les premiers symptômes se sont montrés; et sa marche, fatalement progressive, se termine promptement par la mort. Elle inspire à l'homme la terreur et l'effroi plus qu'aucune autre affection. Pourtant la mortalité, qu'elle occasionne annuellement dans l'espèce humaine, est bien inférieure à celle que déterminent beaucoup d'autres maladies; mais, si l'affection rabique ne fait qu'un nombre relativement restreint de victimes, les personnes, que le hasard désigne à ses atteintes, sont en proie à des préoccupations, à des inquiétudes, à des angoisses, à des souffrances atroces. L'homme mordu par un animal enragé, inquiet désormais sur le sort qui lui est réservé, est condamné à souffrir pendant de longs jours le tourment, que lui inflige à chaque instant la perspective de l'apparition sans cesse imminente de la maladie. Resté sain et sauf pendant dix, vingt, trente, quarante jours, deux mois, trois mois..., il n'est pas encore assuré de son lendemain; et, quand la rage se déclare, quelles souffrances, quelles angoisses, quelles tortures; le malade, livré au plus atroce des supplices, conserve son intelligence, apprécie toute la gravité de son état, compte les instants qu'il lui reste à vivre, et voit, tout en endurant les plus horribles souffrances, venir l'heure de la mort à laquelle il sait qu'il appartient déjà.

Etant donnés la gravité de la maladie, qui a été à bon droit réputée jusqu'à présent la plus incurable de toutes, et le supplice qu'elle occasionne ; étant reconnu d'ailleurs qu'elle n'est pas transmise de l'homme à l'homme, mais que c'est presque toujours la morsure d'un animal carnivore, du chien ordinairement, qui inocule le virus rabique aux personnes comme aux animaux ; il importe de bien connaître l'expression symptomatique de la rage des animaux, de la rage canine notamment ; il importe de savoir diagnostiquer ou au moins soupçonner l'affection à son début, alors que, sans s'accompagner de fureur, elle peut néanmoins déjà se transmettre. Il faut de plus inspirer la prévoyance et susciter une saine méfiance dans les populations : en vulgarisant les connaissances acquises sur la rage ; en appelant l'attention sur les symptômes, qui permettent de la reconnaître, principalement sur ceux du début, ordinairement trop peu connus des personnes exposées aux caresses et aux morsures du chien ; en dissipant certains préjugés, certaines croyances fausses, qui peuvent être funestes à ceux qui les ont, notamment celles qui consistent à ne pas voir la rage tant que l'animal mange, boit, n'a pas horreur de l'eau, ne mord pas, n'entre pas en fureur. Il faut également vulgariser les précautions et les moyens les plus propres à conjurer le danger des morsures faites par les animaux enragés. Il faut enfin appliquer rigoureusement les mesures sanitaires édictées par les lois et les règlements, et rechercher d'ailleurs en dehors des dispositions légales tous les moyens propres à prévenir la propagation de la rage.

SYMPTOMES

La rage, bien que irrégulièrement répartie à la surface du globe, et bien que inégalement fréquente suivant les années, suivant les saisons, sévit néanmoins dans de très nombreux pays; elle apparaît peu ou prou toutes les années et pendant chaque saison. Elle se montre du reste sur les diverses espèces animales comme sur l'homme; elle est cependant beaucoup plus fréquente chez le chien, qui est, avons-nous déjà dit, le principal agent de sa propagation.

SYMPTÔMES DE LA RAGE DU CHIEN.

L'expression de la rage chez le chien varie beaucoup suivant les cas, suivant les races, suivant les individus, suivant les conditions de leur existence avant et pendant la maladie. La rage canine avons-nous dit, ne débute pas par la fureur, quelles que soient d'ailleurs la race et les conditions d'existence des animaux; elle peut avoir fait son apparition depuis plusieurs jours déjà, quand l'envie de mordre se manifeste. Du reste, dans beaucoup de cas, la fureur ne se montre à aucune période de la maladie; et cependant la rage sans fureur est contagieuse, elle peut être transmise par le lèchement du chien. Enfin la fureur, quand il y a rage furieuse, varie à l'infini dans ses degrés, suivant les individus et les tracasseries dont ils sont l'objet. Les symptômes initiaux, qui consistent invariablement dans une anomalie des habitudes de l'animal, dans un changement d'humeur, dans une modification du caractère, passent malheureusement inaperçus dans beaucoup de cas, soit parce qu'ils sont trop peu connus et rarement interprétés à leur juste sens par les personnes qui les observent, soit parce qu'ils sont peu remarqués, soit parce qu'ils sont parfois peu accusés et peu significatifs.

La rage du chien affecte deux formes principales, identiques quant à leur essence, mais différentes à une certaine phase par quelques particularités dominantes de leur expression. Le plus souvent elle s'accompagne d'aboiements particuliers et de fureur (rage furieuse); d'autres fois elle ne s'accompagne pas de fureur, ni même d'aboiements (rage non furieuse, rage mue, rage muette, rage silencieuse, rage paralytique). Au début de la maladie les symptômes sont généralement de même ordre et se ressemblent toujours à l'intensité près, soit que dans la suite la rage doive devenir furieuse, soit qu'elle doive affecter la forme silencieuse.

La rage canine débute donc par un changement notable dans le caractère de l'animal, par une anomalie dans ses habitudes. Le plus souvent le chien devient triste, sombre, inquiet, taciturne ; il cesse d'aboyer comme à son habitude; il se montre moins attentif et moins vigilant; il recherche la solitude et l'obscurité; il s'isole, il se cache dans les coins, sous les meubles, il se retire au fond de sa niche. Il reste parfois abattu, somnolent, inattentif, paresseux, et grogne quand on le dérange. Le plus souvent il paraît non seulement inquiet mais agité: il ne peut rester en repos, il change souvent de place, il va et vient, il se couche et se contourne sur lui-même comme pour s'abandonner au sommeil, mais il se relève presque aussitôt en sursaut pour se livrer de nouveau à la même série de mouvements. Il n'a encore aucune propension à mordre, il est docile, surtout envers ses maîtres; cependant il obéit avec moins d'empressement; et, en en se présentant devant la personne qui l'a appelé, il reste préoccupé, triste, inquiet, mélancolique ; il n'imprime pas à son corps les mêmes mouvements que dans l'état de santé, il agite moins vivement la queue, sa physionomie reste sombre, anxieuse et son regard étrange ; il s'empresse ensuite de retourner à sa solitude, dès qu'il n'est plus retenu. Non seulement le chien enragé ne mord pas au début de la rage, mais parfois même il devient plus affectueux pour ses maîtres et pour les personnes qu'il connaît ; il les lèche activement aux mains, au visage, et peut ainsi leur transmettre la maladie, quand les parties léchées sont le siège de plaies propres à absorber le virus que sa salive contient déjà. D'autres fois, en se présentant devant son maître, il semble l'implorer du regard, avec une physionomie pleine de tristesse et de mélancolie.

En résumé, et sauf des variations presque infinies dans l'intensité des symptômes, le début de la rage chez le chien est annoncé par de la tristesse, de la mélancolie, de l'inquiétude, de l'impatience, de l'agitation, de l'insomnie, quelquefois par de l'irascibilité, d'autres fois par une véritable exagération du sentiment affectueux, mais jamais par l'envie de mordre. Dans quelques cas l'animal semble devenir capricieux, à cause de la succession brusque qui se produit dans ses manifestations affectives, par lesquelles il témoigne de temps à autre d'une irascibilité plus ou moins marquée succédant sans cause à des démonstrations d'une affection plus vive.

Le début de la maladie s'accompagne dans quelques cas, mais non dans le plus grand nombre, de certaines modifications, qui apparaissent dans la région où la morsure inoculatrice avait été faite. Les plaies résultant chez le chien de morsures d'animaux enragés, ou d'inoculations expérimentales, se cicatrisent comme les plaies non virulentes ; et, si on a vu parfois la morsure donner suite à une plaie suppurante et d'aspect ulcéreux, cela ne saurait être considéré que comme une conséquence de l'action irritante de la bave, et non point comme un effet du virus rabique. Mais, à l'apparition de la rage, la cicatrice devient quelquefois prurigineuse, « *prœpatitur ea pars quœ morsu vexata fuerit* », ce qui dénote un travail local de congestion ou d'inflammation; et le malade traduit ce changement, cette hypéresthésie, en se léchant, en se grattant ou même en se mordant. Aussi arrive-t-il parfois que la cicatrice se boursouffle, se déchire, se transforme en une plaie saignante, qui continue à s'accroître par suite des frottements ou des morsures réitérées que le patient s'inflige.

Du reste l'inquiétude et l'agitation vont en s'accusant de plus en plus ; l'animal semble bientôt ne plus pouvoir trouver désormais aucun repos ; il va et vient, il se couche pour se relever aussitôt. Il gratte son lit avec ses pattes, il le retourne et le bouleverse, il l'arrange et le dérange aussitôt ; il éparpille sa litière, il l'amoncelle en tas et s'y couche un instant dessus, puis il se redresse brusquement et rejette tout loin de lui. Il change fréquemment de position ; il se livre à un mouvement continuel. Il gratte le sol, et flaire çà et là dans les coins, sous les portes, comme s'il était sur une piste ou à la recherche d'un objet perdu. Il tourne constamment dans sa niche et se porte d'un coin à l'autre ; il fouille les coins et les recoins de l'appartement dans lequel il se trouve. Il devient de moins en moins vigilant, moins obéissant, moins docile et parfois irritable. On observe souvent des alternatives d'agitation et de calme, d'abattement, de somnolence même ; l'agitation est cependant parfois continue et ordinairement croissante. L'anomalie des habitudes et le changement d'humeur, qui caractérisent le début de la rage, doivent éveiller le soupçon et inspirer la prudence. Ces signes initiaux sont plus ou moins accusés suivant les individus, suivant les circonstances, suivant la forme que la maladie doit revêtir à sa seconde période ; ils sont moins prononcés quand la rage doit rester muette, non furieuse.

L'irritabilité des malades est très variable suivant les divers chiens et suivant leurs habitudes de vie. Certains sont devenus seulement moins dociles, moins attentifs, moins obéissants; d'autres sont facilement irritables, et, bien qu'ils ne soient pas encore agressifs, ils grognent dès qu'on les agace, dès qu'on les dérange ; d'autres, au contraire, font des caresses plus vives à leurs maîtres et aux animaux, éprouvant surtout le besoin de les lécher ; d'autres sont tristes, sombres, fuient la famille, cherchent la solitude et l'obscurité ; d'autres se montrent abattus et restent somnolents. Il y a en quelque sorte, je le répète, une variabilité presque infinie dans les symptômes initiaux résultant de la modification du caractère et des habitudes ; aussi doit-on d'une manière générale se méfier du chien, chez lequel on voit survenir un changement quelconque dans ses habitudes, surtout si l'on sait ou si l'on soupçonne qu'il a été mordu ou qu'il a pu l'être.

La voix du chien enragé ne tarde pas à se modifier ; son timbre s'altère ; l'animal pousse de temps en temps, même sans y être provoqué, un hurlement particulier, sorte de cri de détresse très caractéristique et très important pour le diagnostic. Le hurlement rabique, qu'on reconnaît toujours après l'avoir bien entendu une première fois, est composé d'une note grave et d'une note aigüe ; il imite quelque peu le cri du chien courant enroué par la fatigue ; il est émis en deux temps ; le chien assis ou campé sur ses quatre membres, portant le museau en l'air, commence par donner à pleine gueule un aboiement rauque, et termine par un son aigu, sorte de hurlement qu'il pousse en tenant la gueule entr'ouverte. Ce cri particulier, qui tient de l'aboiement et du hurlement, est lugubre et sinistre, surtout quand il est entendu pendant la nuit ; à lui seul il peut permettre de diagnostiquer la rage. Mais, outre qu'il ne se montre pas toujours dès le début de la maladie, il peut faire défaut dans des cas assez nombreux. Quelques chiens, au lieu de faire entendre un hurlement rabique, donnent, quand on les provoque, un simple aboiement rauque, voilé, sourd, à timbre de pot fêlé, moins long et moins articulé que l'aboiement normal; et, en aboyant ainsi, ils ne s'acharnent pas ordinairement, comme le font les animaux en santé. D'autres restent absolument muets, silencieux, même quand on les excite. D'autres, mais ce sont les moins nombreux, conservent plus ou moins complètement leur aboiement ordinaire pendant la plus grande partie ou même pendant toute la durée de la maladie. D'autres enfin font entendre par moments des cris plaintifs, analogues à ceux d'un chien, qui est violemment blessé ou maltraité.

La sensibilité, l'impressionnabilité, l'excitabilité et la fonction digestive éprouvent des modifications de la plus grande importance.

La sensibilité cutanée semble parfois exaltée; certains malades sont très impressionnables au froid, aux courants d'air; on observe quelquefois des frissons sur toute l'étendue de la peau; dans quelques cas on constate des démangeaisons plus ou moins vives sur certains points, au nez, aux pattes, aux oreilles, à la queue. Ces démangeaisons sont des fois si vives que les animaux se grattent continuellement et se mordent même à s'emporter la chair. Bientôt la sensibilité de la peau s'émousse et fait place à une véritable anesthésie plus ou moins accusée; bientôt, en effet, quand la maladie est assez avancée, le chien enragé ne perçoit qu'incomplètement ou ne perçoit plus les sensations douloureuses; il endure souvent, sans se plaindre, les coups, les blessures, les piqûres, les brûlures; il se mord parfois et se déchire, sans paraître ressentir le mal qu'il se fait; il mord quelquefois sur une barre de fer qu'on lui présente, après l'avoir chauffée au rouge. Il n'a pourtant pas perdu l'instinct de la conservation, car il fuit le feu qu'on allume devant lui et la pince qu'on avance pour le saisir.

Il y a exagération de l'impressionnabilité et de l'excitabilité; d'où résultent l'agitation du début, l'irritabilité, et plus tard l'envie de mordre, la fureur, les mouvements agressifs. Mais une semblable manifestation manque plus ou moins complètement, nous le savons déjà, chez de nombreux malades, qui ne deviennent jamais irritables ni agressifs. Les chiens, chez lesquels se produit cette exaltation de l'excitabilité centrale, se montrent fortement impressionnés par la vue d'un animal de leur espèce, surtout s'ils ne le connaissent pas ; ils deviennent subitement agressifs contre lui. On a vu des chiens s'attaquer brusquement à leurs congénères et les mordre, alors qu'ils n'avaient encore présenté rien d'insolite, et tout en respectant pendant un jour ou deux ceux avec lesquels ils avaient l'habitude de vivre. On a conseillé de soumettre les individus suspects à l'épreuve, qui consiste à les placer en présence d'un chien inconnu, afin de hâter les manifestations agressives et de faciliter le diagnostic ; mais il faut bien se garder de voir dans cette tentative, qui peut être utile, un moyen absolument sûr d'arriver à la découverte de la vérité ; il faut surtout se garder de considérer, comme n'étant point atteint de la rage, l'animal qui n'est pas devenu agressif, car il arrive fréquemment que des chiens enragés n'entrent pas en fureur à la vue d'un de leurs semblables ; il en est même qui restent doux et caressants avec les animaux de leur espèce.

L'orgasme génital est plus développé; le chien enragé lèche l'anus et les parties génitales des autres chiens ainsi que les siennes avec une ardeur particulière ; il a un instinct génésique plus accusé ;

il entre en érection et quelquefois cet état persiste
de longues heures. Chez la chienne le sentiment maternel semble exalté, elle lèche fréquemment ses
petits.

On ne tarde pas à observer du délire, des hallucinations, qui résultent de l'aberration des sens, et
que les malades traduisent par des gestes, par des
attitudes et des mouvements insolites. Le chien enragé se comporte de temps en temps comme s'il
voyait, comme s'il sentait, comme s'il entendait,
comme s'il percevait certaines sensations, alors que
rien ne peut faire penser que ses sens aient été impressionnés réellement. La vue et l'ouïe sont à la
fois plus impressionnables et perverties. L'œil s'injecte, la conjonctive devient rouge; le regard est
triste, sombre, fixe et vague, quelquefois brillant et
menaçant; il y a photophobie; l'axe de l'œil est
parfois déplacé et engagé sous la paupière supérieure. L'animal semble par moments attentif et
demeure immobile, l'œil fixe; on dirait qu'il est aux
aguets et qu'il suit un objet dans l'air; puis il s'élance brusquement et happe dans le vide, comme pour
saisir une mouche au vol. L'oreille est quelquefois
douloureuse ou prurigineuse; l'ouïe, souvent exaltée et surexcitée, perçoit les moindres bruits; parfois
elle est affaiblie, fréquemment elle est pervertie. On
voit par intervalles l'animal prêter l'oreille, écouter,
puis s'élancer tout à coup en hurlant contre le mur,
comme s'il avait entendu un bruit et deviné un
ennemi de l'autre côté. L'odorat est également perverti; le chien enragé flaire le sol, renifle, se gratte
parfois le nez avec les pattes, comme s'il était gêné
par la présence d'un corps étranger; le chien de
chasse se montre déconcerté sur la piste, il fait des
arrêts imaginaires et fournit quelquefois des cour-
ses désordonnées. Après les hallucinations et le
délire vient un moment de repos, de calme ou

même de somnolence ; le malade ferme les yeux, penche la tête, fléchit des membres de devant et semble dormir debout ; puis brusquement il se réveille, redresse la tête, retombe dans le délire et se livre de nouveau aux gestes, aux mouvements, aux attitudes, qui traduisent ses hallucinations et l'aberration de ses sens.

Au début de la rage le chien boit et mange ; parfois même il continue à boire et à manger dans le cours de la maladie ; l'appétit et la soif sont donc conservés contrairement à ce que croient beaucoup de personnes du monde. Le chien enragé n'est pas *hydrophobe* au début de son mal ; et il ne le devient pas davantage dans la suite, sauf de très rares exceptions; il ne recule pas épouvanté devant l'eau; il boit et il déglutit au début et quelquefois durant toute sa maladie. Dans certains cas la soif est exagérée, et elle ne se calme pas toujours même vers le déclin de la rage ; car, alors que la déglutition est devenue difficile ou impossible, on voit le patient essayer encore de boire, plonger son museau dans le vase, quand il ne peut plus faire usage de sa langue, ou laper, pour le laisser retomber aussitôt, le liquide qu'il ne peut plus déglutir. D'ailleurs on a vu des chiens enragés se jeter résolument à l'eau et traverser une rivière à la nage, quand ils étaient poursuivis, ou quand leur attention était attirée de l'autre côté. En résumé tous ou presque tous ont soif, boivent ou cherchent à boire même alors qu'ils ne peuvent plus déglutir. Il n'y a pas davantage inappétence dans les premiers moments de la rage; les malades mangent encore ; il en est même, je le répète, qui ne cessent pas de manger pendant la plus grande durée de l'affection. Que de fois n'en a-t-on pas observé, qui continuaient à prendre leur repas bien que ayant déjà donné des signes de rage, bien que ayant déjà présenté même des tendances

agressives; et, d'ailleurs le chien enragé, qui mange
et boit malgré son mal, n'en a que plus de chance de
vivre un plus grand nombre de jours. On en a vu enfin
qui étaient d'abord d'une voracité extraordinaire. Bientôt cependant l'animal, après avoir mangé d'abord
gloutonnement ses aliments ordinaires, est pris de
dégoût, mange moins, se borne parfois à flairer sa
nourriture ou en prend peu et encore laisse retomber ce qu'il a pris. L'appétit diminue généralement,
puis disparaît avec les progrès du mal. Très souvent, presque toujours, le goût et l'appétit se dépra-
vent; et cette dépravation, qui se montre d'ailleurs
en dehors de la rage sur des chiens atteints de né-
vrose de l'estomac, de gastrite, d'affections intestinales, voire même sur des chiens en santé, se déclare parfois rapidement, pour devenir ensuite plus
prononcée à une période plus avancée de la maladie.
L'animal lèche les objets froids, les pierres, le
fer, etc. ; il mord et déglutit toute sorte de corps
étrangers à son alimentation tels que de la litière,
de la paille, du bois, de la laine, des poils, du linge,
du plâtre, de la terre, du gravier, etc. ; il lape son
urine et mange ses excréments, ceux des autres
animaux ou de l'homme. A l'autopsie on trouve très
souvent dans l'estomac les diverses matières ingé-
rées sous l'influence de cette dépravation. La muqueuse buccale se congestionne, et la sécrétion salivaire, non exagérée au début, devient plus active,
quand le malade ingère des corps étrangers, qui
lèsent et irritent les premières voies digestives.
Pourtant l'hypersalivation est loin d'être constante;
certains chiens enragés ont la bouche plus ou moins
sèche; d'autres salivent et laissent échapper de leur
gueule une bave plus ou moins abondante, parfois
sanguinolente. Mais l'écoulement salivaire, qui se
montre d'ailleurs dans d'autres maladies, dans la
pharyngite, dans la stomatite, dans l'obstruction du

pharynx par un corps étranger, n'apparaît pas au début de la rage ; quand il survient, il n'offre pas les caractères que lui attribue parfois la crédulité publique ; la bave, qui s'échappe de la gueule, est visqueuse et filante, mais non point écumeuse ou floconneuse comme celle du cheval qui goûte le mors. Il se produit quelquefois du vomissement ; et, comme la bouche, le pharynx, l'estomac peuvent être lésés par les corps indigestes et vulnérants que l'animal ingère, les matières vomies sont souvent sanguinolentes, mêlées d'un liquide noirâtre ; parfois même le malade vomit du sang en nature, liquide ou coagulé. Le spasme de la gorge s'observe aussi chez certains chiens enragés, qui, poussés par la sensation douloureuse qu'ils éprouvent dans la région, font avec les pattes de devant les gestes auxquels se livre l'animal qui a un os arrêté dans le pharynx. La disphagie devient bientôt manifeste ; puis survient fréquemment la paralysie de la gorge à une période plus avancée ; la déglutition devient alors difficile, impossible, et les malades cessent de manger et de boire. La paralysie gagne souvent les masséters dans une phase plus avancée, et c'est alors que la gueule devient béante et laisse écouler d'abord une bave filante ; puis la muqueuse buccale se déssèche et devient violacée. On a vu cependant des chiens enragés manger et boire jusqu'à leur mort ; d'autres, avons-nous vu, bien que ne pouvant plus déglutir, témoignent de la soif et font des tentatives pour boire. Le chien enragé est ordinairement constipé, il rend peu d'excréments et ceux qu'il rend sont noirâtres et fétides.

La circulation est très manifestement troublée ; elle s'accélère, elle est irrégulière ; les battements cardiaques deviennent parfois intermittents. Les muqueuses, la pituitaire, la buccale, la conjonctive, se congestionnent et prennent une coloration de plus en plus foncée. La température s'élève. Les organes internes se congestionnent. La pupille se dilate. La respiration s'accélère et devient irrégulière. La polyurie précèderait souvent, au dire de M. Gibier, la plupart des autres symptômes chez les animaux inoculés. Les urines sont bientôt plus foncées, plus odorantes, plus denses, plus riches en urée et en principes salins, en phosphates et en sulfates; elles contiennent de l'albumine et les matières colorantes de la bile. La locomotion, normale au début, devient ensuite raide, trottinante; plus tard survient la faiblesse du train postérieur.

La rage peut être reconnue d'après les symptômes qui viennent d'être énumérés; mais il ne faut pas perdre de vue qu'il y a une variété presque infinie dans les manifestations initiales de la maladie. Aussi le diagnostic est-il singulièrement facilité par la manifestation de l'envie de mordre, par l'apparition de la fureur. Très souvent même le premier signe de rage, qui est remarqué par le vulgaire, est l'envie ou la propension que manifeste le chien enragé à mordre les objets inanimés, les animaux ou les personnes, soit que les symptômes initiaux fassent trop peu d'impression sur l'esprit de ceux qui les observent, soit qu'ils s'accompagnent parfois très rapidement de la fureur.

Outre que de très nombreux chiens enragés ne deviennent jamais furieux et ne cherchent même pas à mordre, parce qu'ils n'en éprouvent nulle envie ou parce qu'ils sont dans l'impossibilité de rapprocher leurs mâchoires paralysées, la fureur, quand elle survient, est plus ou moins prompte à se déclarer et plus ou moins prononcée suivant les cas, suivant les individus, suivant les excitations et les tracasseries dont ils sont l'objet. Les chiens dociles, ceux qui sont habitués à la société de l'homme, deviennent moins promptement furieux et témoignent généralement d'une propension modérée à mordre, surtout quand on ne les irrite pas. Il en est même qui ne mordent pas, bien qu'ils en aient la possibilité et l'occasion. Combien de fois n'a-t-on pas vu le chien rester affectueux pendant la période furieuse de la rage, respecter ses maîtres et ses amis, se laisser aborder même par des étrangers tant qu'il était sous les yeux des personnes qu'il connaissait, rester inoffensif au milieu de nombreuses personnes tant que son maître était présent, pour ne manifester sa fureur et sa propension à mordre qu'après son départ. Combien de fois n'est-il pas arrivé que des chiens enragés ont vécu plus ou moins de temps, dans la maison où ils étaient habitués, sans s'attaquer à aucune des personnes de la famille. Cependant, même avec de pareils malades, on ne saurait avoir trop de prudence; car à un moment donné ils peuvent mordre l'enfant qui les taquine, le domestique qui les attache ou les réveille, le maître qui les caresse. Les chiens naturellement irritables, tels que les chiens de garde, les dogues, etc., deviennent promptement furieux et sont beaucoup plus dangereux; au début, alors qu'il ne mordent pas encore les personnes amies, ils sont néanmoins irascibles, ils entrent facilement en colère, ils mordent les objets dont on se sert pour les agacer, ils tournent parfois même leurs dents contre leur maître, et présentent dans la suite, surtout quand ils sont excités, des accès terrifiants.

En résumé on peut diviser en trois catégories les chiens enragés, quand on prend en considération leur propension à mordre : Beaucoup de malades ne deviennent pas furieux, n'ont ni accès de fureur, ni envie de mordre, certains restent même doux et caressants pendant toute la maladie; les plus nombreux deviennent agressifs, les uns manifestant une propension modérée à mordre, les autres devenant réellement furieux. D'ailleurs le plus souvent la fureur des chiens enragés est provoquée ou exagérée par les excitations et les tracasseries auxquelles ils sont exposés. Le chien non surexcité, abandonné à lui-même, loin du bruit et des tracasseries de toute sorte, loin des aboiements des autres, loin des animaux et de l'homme, ne se livre pas à des accès de fureur ; il reste mélancolique, agité, halluciné ; il va et vient, il poursuit des fantômes, puis il se calme, sommeille et recommence encore les gestes, les mouvements qui expriment son agitation et ses hallucinations. On a vu des malades se retirer dans un coin obscur et y mourir en deux ou trois jours.

Le chien, chez lequel l'envie de mordre et la fureur ne doivent pas tarder à se montrer, devient souvent querelleur par moments et plus hardi ; il perd plus ou moins le sentiment de la crainte ; il prend une une physionomie étrange. Son regard devient triste, sombre, cruel, menaçant ; son œil laisse échapper par intervalles des reflets fulgurants à travers la pupille plus ou moins dilatée, et redevient ensuite terne, sombre et farouche. L'animal est facilement irritable, il prend entre les dents la main qu'on étend pour le caresser ou le saisir ; il mordille les chaussures ; il mord, ronge et déchire les tapis, la paille, les meubles, etc. ; il devient sournois, hargneux et traître ; il répond avec peu d'empressement à l'appel et aux caresses de son maître, et parfois il se laisse aller à le mordre. Il est surtout excité par la présence d'un de ses semblables ; à la vue d'un autre chien et quelquefois à la vue d'un autre animal, ou même à la vue d'une personne étrangère, il entre en fureur. Le chien en liberté, qui commence à éprouver l'envie de mordre, s'attaque d'abord aux animaux. Le chien de berger attaque, poursuit sans être commandé et mord les moutons, les bœufs et les vaches ; le chien de garde mord les oiseaux de la basse-cour, les porcs, les autres animaux ; le chien d'appartement mord les chats et les autres chiens ; le chien de chasse mord de préférence les autres chiens, qu'il ne connaît pas et avec lesquels il se trouve accidentellement lancé ou accouplé, il broie les chaumes, les arbrisseaux, il déchire et dévore le gibier, il mord le chasseur qui s'approche pour le corriger. Bientôt l'animal enragé devient plus furieux et mord les personnes qu'il ne connaît pas ou même celles qu'il connaît, quand elles le contrarient, le taquinent ou le corrigent ; mais déjà il s'attaque aux animaux, aux chiens notamment, et même aux personnes étrangères sans être autrement provoqué que par leur seule présence ; il saisit et mord silencieusement ou en hurlant l'objet qu'on lui présente.

Quand on enferme dans une niche le chien, qui est reconnu dans cet état de rage furieuse, on le voit agité, aller, venir, rôder, tourner, chercher, flairer, lécher le fer, la pierre, hurler contre le mur, happer dans le vide, poursuivre des fantômes, ronger les portes, dévorer sa litière. Il entre dans des accès de véritable fureur quand on l'excite ; c'est surtout alors que ses yeux deviennent sombres, cruels, fulgurants ; il s'élance à la vue des objets qu'on lui présente pour l'agacer, ou à la vue des animaux et des personnes qui se placent devant lui. Il fait entendre alors son hurlement rabique, il mord les objets qu'on lui tend ; il donne un coup de mâchoire en hurlant ou en restant silencieux, mais sans s'acharner, et il se montre prêt le plus souvent à regagner le fond de sa niche. Toutefois il s'acharne et devient de plus en plus furieux quand on continue à l'exciter ; il hurle et aboie de sa voix rauque ; il bondit contre les parois de sa loge ; il mord avec acharnement et violence les barreaux qui l'arrêtent, au point de se briser parfois les dents et la mâchoire. Il tourne souvent sa fureur contre sa litière, qu'il mord avec frénésie; il se mord quelquefois lui-même; il s'attaque à tout ce qu'on lui présente et n'hésite pas à mordre même sur du fer rouge. La chienne, à qui on a laissé ses petits, en arrive à les mordre dans un de ces moments où elle est surexcitée. Quand on donne un autre chien pour compagnon à l'animal enragé, on voit souvent le malade mordre d'emblée le nouveau venu pour le caresser ensuite; parfois aussi, quand il n'a pas été trop surexcité, au lieu de le mordre d'emblée, il témoigne d'abord d'une excitation génésique plus ou moins vive, il le flaire et lui lèche les oreilles, les parties génitales, puis soudainement il entre en fureur et le mord sans pousser un cri, tandis que l'autre aboie et se plaint sans se défendre ordinairement et en se retirant dans un coin de la loge. Pourtant quelquefois il y a lutte, et on a vu plus d'une fois des chiens prendre leur parti de la société qui leur était infligée, se défendre et même attaquer; mais alors le chien enragé endure les morsures sans pousser une plainte. Après avoir mordu sa victime, l'animal enragé la caresse encore, pour entrer ensuite de nouveau en fureur contre elle, jusqu'à ce que, fatigué, il se laisse aller au sommeil; mais il se relève bientôt et recommence ses attaques. L'envie de mordre et la fureur, faciles à provoquer, quand on tracasse les malades, n'enlèvent pas au chien enragé tout sentiment d'affection envers son maître; on le voit encore se montrer sensible à sa parole et contenir sa fureur, quand il s'entend appeler par la voix qu'il connaît. Si les chiens enfermés, qu'on tracasse constamment, semblent en proie à un accès de fureur persistant, il n'en est pas ainsi quand on les abandonne à eux-mêmes; on constate bien de l'agitation, du délire, des hallucinations par intervalles, le malade hurle, mord sa litière, mais les accès de fureur sont alors moins fréquents, moins prolongés et moins accusés. Pendant les intermittences ou rémissions, qui séparent les accès, le chien se repose, sommeille, mais la moindre excitation extérieure provoque un accès de véritable fureur.

Ordinairement le chien enragé, qui commence à devenir furieux ou qui va le devenir bientôt, est dominé par un ardent désir de s'échapper, de fuir loin du logis, de courir, de vagabonder; il fait des absences, il découche, il s'en va plus ou moins loin (on en a vu qui ont parcouru jusqu'à cent kilomètres en 24 heures). Il mord parfois, avant de s'échapper, les animaux du logis, les personnes étrangères ou même les personnes de la maison. Souvent il s'éloigne avant d'avoir fait aucune victime. S'il est retenu, enfermé dans une loge, dans un appartement, dans une cour, on le voit rôder, flairer, chercher, hurler, aller, venir, ronger son attache et les portes, s'attaquer à tout ce qui lui fait obstacle. Il s'échappe dès qu'il en trouve l'occasion, il fuit loin de sa demeure, il court à l'aventure et franchit en peu de temps des distances considérables. Son allure n'est pas encore modifiée; il porte la tête et la queue comme d'habitude. Il va devant lui; il se précipite sur le chien qu'il rencontre et le mord en silence; il devient plus furieux et s'acharne contre sa victime, qu'il roule et qu'il mord encore, quand elle résiste, crie ou se défend, il reste silencieux ordinairement tandis que l'autre gronde. Il ne donne qu'un coup de mâchoire, quand celui qu'il attaque prend la fuite, et il se remet à marcher, mordant de nouveau tous les chiens qu'il peut atteindre, poursuivant et mordant les autres animaux qu'il rencontre, s'attaquant pareillement aux personnes, qu'il respecte cependant quand il peut assouvir sa fureur sur des animaux, principalement sur des chiens. C'est ainsi que la maladie est disséminée; parmi les chiens mordus souvent à l'insu de leurs maîtres, un certain nombre devenant enragés à leur tour, transmettront ensuite la rage comme il l'ont reçue ; en sorte qu'il aura suffi d'un seul malade pour répandre le fléau et exposer la vie de nombreuses personnes. Après une absence plus ou moins longue, le chien enragé, dans un moment de rémission, retourne souvent au logis, et se montre encore parfois affectueux, caressant, docile, craintif ; très souvent cependant, surtout quand son absence a été prolongée, il revient misérable, amaigri, sali de boue, de poussière et de sang, et répond aux caresses non point par des caresses mais bien par des morsures. Si, au début de sa fuite, l'allure du chien enragé n'est pas modifiée, il se produit bientôt des changements frappants ; l'animal, épuisé par la maladie, par les accès, par la fatigue, par la faim et la soif, ralentit peu à peu sa marche, s'affaiblit, fléchit sur ses membres, s'avance en trottinant, vacille, chancelle, porte la tête basse, la gueule entr'ouverte, la langue sortante, violacée et couverte de poussière, la queue pendante entre les jambes. Il va encore, il marche droit devant lui, il mord les animaux et les personnes qu'il rencontre sur son passage, sans se détourner pour aller attaquer l'animal ou l'homme qui n'est pas immédiatement à sa portée. D'ailleurs sa vue s'obscurcit, son flair s'émousse, son excitabilité s'épuise ; il s'arrête enfin exténué, se laisse tomber, se couche, sommeille, entre de nouveau en fureur si on le dérange et reprend sa marche pour aller tomber plus loin.

La *Rage furieuse*, quand les malades ne meurent pas dans un accès, amène plus ou moins vite l'affaiblissement, l'épuisement, la paralysie et la mort. Les accès deviennent moins intenses, mais plus longs ou presque continus ; les rémissions sont moins évidentes. Les malades maigrissent rapidement. Les

yeux s'enfoncent et deviennent chassieux; le regard
s'éteint; la cornée se trouble, devient opaque et présente des taches, des plaies; il y a parfois conver-
gence des yeux, strabisme. La physionomie prend
un aspect sinistre et repoussant; la peau du front
se plisse; l'œil perd son éclat et s'enfonce de plus
en plus; les poils se piquent; les flancs se creusent;
le malade reste triste et abattu. La paralysie envahit
progressivement les masséters, le train postérieur,
d'autres régions. La bouche devient sèche; salie de
poussières et de débris divers, elle est bleuâtre et
reste le plus souvent béante. Elle présente parfois
des blessures, des ecchymoses, des plaies occasionnées par les corps auxquels l'animal s'est attaqué,
ou qu'il a ingérés. La langue est sèche, bleuâtre,
sortante, pendante, inerte. Le hurlement devient
faible, voilé; puis il fait place à un mutisme complet. La faiblesse et ensuite la paralysie gagnent en
intensité et en étendue; la démarche devient vacil-
lante, titubante, et la station difficile; puis les membres postérieurs deviennent inertes et le malade ne
peut parfois se dresser et marcher que du train de
devant. Dans cet état le chien enragé n'a pas perdu
l'envie de mordre; quand il est excité, il cherche à
mordre, mais il n'y réussit plus qu'incomplètement
ou pas du tout à cause de la paralysie des masséters.
D'ailleurs l'excitabilité du malade est alors considérablement amoindrie; à l'agitation, aux hallucinations, aux mouvements désordonnés, aux accès
de fureur succèdent l'épuisement, l'abattement,
l'embarras de la respiration et de la circulation, la
paralysie plus ou moins généralisée, les convulsions
et parfois la tétanisation de certains muscles, le
coma et enfin la mort précédée ordinairement d'un
abaissement notable de la température.

On a vu parfois la rage débuter par la paralysie du
train postérieur, s'accompagner ensuite de paralysie

plus ou moins généralisée, de hurlements plaintifs, de convulsions et de l'envie de mordre. Certains chiens enragés, d'abord irritables, puis modérément furieux, perdent plus ou moins vite la propension à mordre et succombent à la paralysie.

Un grand nombre de chiens enragés, avons-nous dit, ne deviennent jamais furieux, n'éprouvent pas l'envie et n'ont d'ailleurs pas la possibilité de mordre. Pendant la première période ils présentent les mêmes symptômes que ceux qui doivent devenir furieux, mais la surexcitation cérébrale est moins prononcée, l'agitation est moins marquée; ils n'ont pas de tendance à s'échapper, ils sont plus tranquilles et plus tristes; la paralysie se déclare vite, soit d'emblée, soit progressivement; généralement localisée d'abord aux masséters, elle gagne ensuite le train postérieur et d'autres régions. Dans cette forme, qu'affecte la rage chez un grand nombre de chiens et qu'on appelle *Rage mue*, *Rage paralytique*, *Rage silencieuse*, *Rage tranquille*, l'envie de mordre ne se manifeste pas et le rapprochement des mâchoires devient bientôt impossible. On voit cependant fréquemment des cas où la maladie participe de la forme furieuse et de la forme paralytique, où la rage, après avoir eu une période de fureur, se transforme plus ou moins vite en rage mue. C'est ce qui arrive très souvent en effet quand la paralysie de la mâchoire apparaît et rend vaines désormais les tentatives de mordre que fait encore le malade; mais alors l'envie de mordre n'en persiste pas moins, malgré l'impossibilité dans laquelle se trouve l'animal de rapprocher complètement ses mâchoires. Aussi les caractères de la rage mue ou paralytique varient-ils suivant les cas, suivant qu'il y a déjà eu ou non une période de fureur. Le signe le plus saillant est fourni par l'état de la bouche; la paralysie des masséters est plus ou moins complète et la gueule plus ou moins béante ; la langue devient ensuite inerte et reste pendante ; une bave plus ou moins abondante s'écoule de la bouche ; les animaux ne peuvent ni mordre ni prendre les aliments. Certains, conservant un reste d'excitabilité, arrivent encore à rapprocher incomplètement leurs mâchoires, lorsqu'ils essaient de mordre à la suite de tracasseries qu'on leur fait subir ; et plus tard, quand la paralysie est complète, ils conservent quand même l'envie de mordre, malgré l'impossibilité absolue de rapprocher leurs mâchoires. Ceux chez lesquels la paralysie s'est montrée sans être précédée de la fureur, ne témoignent d'aucune propension à mordre. La muqueuse buccale, d'abord rouge et humide, se dessèche, se congestionne, devient bleuâtre, se couvre de poussières ; la langue se montre bientôt revêtue d'une sorte d'enduit grisâtre. Le regard est fixe, morne, triste, atone ; il reste parfois normal tout d'abord et ne se modifie que plus tard. L'animal demeure immobile, tantôt sensible et tantôt indifférent aux caresses, peu ou pas excitable par la présence d'un autre chien, le plus souvent indifférent à tout, sans excitation génésique, sans tendance à fuir. Il fait entendre quelquefois un hurlement faible, ou un léger aboiement rauque ; et devient d'un mutisme absolu ordinairement, quand la paralysie est complète. Il n'y a pas d'hydrophobie ; l'appétit est d'abord conservé, la soif persiste ; le malade plonge par moments son museau dans l'eau, mais il ne peut plus laper ni déglutir. Le mal progresse rapidement ; la faiblesse d'abord et la paralysie ensuite envahissent le train postérieur, puis tout le corps ; la prostration devient extrême et tout se passe dès lors comme dans la forme furieuse arrivée à la période paralytique.

Le chien enragé peut vivre de deux à dix jours après l'éclosion de la maladie ; ordinairement il succombe le troisième, le quatrième ou le cinquième jour; on en a vu vivre jusqu'à douze et même quatorze jours.

Sans examiner pour le moment la question de la *curabilité* de la rage, il importe de signaler, pour compléter l'étude symptomatique de l'affection chez le chien, certaines particularités qui ont été observées parfois dans son évolution. On a cité des cas, heureusement fort rares, dans lesquels des chiens auraient transmis la rage par des morsures qu'ils auraient faites plusieurs jours avant de devenir manifestement enragés. A plus forte raison le danger de transmission est réel et grave, quand les morsures sont faites au début de la maladie, qui peut, avons-nous vu, avoir parfois pour première manifestation bien appréciable pour le vulgaire, l'envie de mordre provoquée brusquement par la vue d'un animal inconnu. On cite même des cas où la rage aurait été transmise par la morsure d'un chien, qui n'aurait présenté d'ailleurs aucun symptôme de la maladie, et qui aurait survécu, tandis que sa victime succombait. N'est-il pas admissible qu'il peut y avoir, bienque très exceptionnellement chez le chien, comme chez l'homme du reste, des rages non mortelles, des rages incomplètes, des rages ébauchées, des rages latentes, que le malade peut néanmoins transmettre? Certains faits, ainsi que nous venons de le voir, semblent autoriser une pareille croyance. On a signalé des faits plus étranges encore; on a observé, entre deux accès de fureur, des périodes de rémission de plusieurs heures, durant lesquelles le malade semblait avoir récupéré tous les signes de la santé; on a signalé même des rémissions de un à deux jours et de huit jours. On a enfin relaté des faits plus singuliers : un cas de rage canine (Perrin), dont le premier accès a été suivi de guérison, c'est-à-dire du rétablissement complet de la santé, et dont le second accès, survenu un an après la morsure et six mois après le premier, a été mortel ; un second cas de rage canine (Bergeon), dont le premier accès, constaté le soixante-dixième jour après la morsure, s'est terminé par la guérison au bout de huit jours, mais a été suivi d'un second accès survenu deux mois après le premier, et qui s'est encore terminé par la guérison au bout de douze jours, pour être enfin suivi à son tour d'un troisième accès se manifestant un mois après le second et entraînant la mort au bout de cinq jours. Dans ses expériences, M. Pasteur a observé des cas de guérison spontanée de la rage et des cas de « disparition des premiers symptômes rabiques avec reprise du mal après un long intervalle de temps (deux mois) » et avec terminaison mortelle à la suite de la seconde apparition des manifestations de la maladie.

Quelles que soient la multiplicité de ses formes, la variété de ses symptômes et les particularités de son évolution, la rage canine est une dans son essence ; elle procède toujours du même virus ; elle est transmissible sous ses diverses formes ; et les caractères de la maladie transmise accidentellement ou expérimentalement dépendent, nous l'établirons dans la suite, non point de la forme observée sur le malade, qui a fourni le virus, mais uniquement des localisations de l'agent morbigène dans tels ou tels points du système cérébro-spinal. En effet, le virus de la rage paralytique peut provoquer la rage furieuse, et réciproquement celui de la rage furieuse peut donner lieu à la rage muette. Ainsi d'après les expériences de M. Pasteur, l'inoculation du virus rabique par trépanation « donne le plus souvent la rage furieuse », tandis que l'inoculation par injection sous-cutanée provoque ordinairement la rage muette et paralytique, à moins toutefois de n'injecter que de très petites quantités de virus, cas où l'on a d'autant plus de chances de voir la maladie se manifester par de la fureur, qu'on aura employé de plus faibles doses de matière virulente. La rage paralytique sans fureur ni aboiement, celle qui est provoquée par l'injection sous-cutanée, s'explique par la localisation et la multiplication du virus dans la moëlle, car, en sacrifiant le malade aussitôt qu'apparaissent les premiers symptômes de paralysie, M. Pasteur a reconnu « que la moëlle pouvait être rabique alors que le bulbe ne l'était pas encore. »

SYMPTÔMES DE LA RAGE DU CHAT.

La rage est rare chez le chat, qui est moins exposé aux morsures que le chien; elle est aussi moins connue, parce que le chat enragé est plus difficile à observer à cause de ses mœurs, à cause de sa sauvagerie, qui le porte à s'enfuir ou à se cacher. Le chat enragé a en effet, dès le début de la maladie, de la tendance à fuir, à s'échapper; souvent il se retire dans quelque coin obscur et disparaît pour ne plus reparaître. Mais il revient parfois, après avoir disparu, et distribue des morsures aux animaux et aux personnes.

Chez le chat, comme chez le chien, la maladie s'annonce par un changement dans le caractère, dans les habitudes et dans la physionomie, par de la tristesse, par de l'inquiétude, par une excitabilité excessive, par de l'agitation. La physionomie devient sombre; l'animal prend des attitudes inaccoutumées et fait des mouvements insolites, fréquents et sans cause apparente; il s'agite, va et et vient, rôde, au lieu de se livrer au repos et au sommeil selon ses habitudes. Le goût se déprave, le malade ingère des substances étrangères à son alimentation, l'appétit diminue et disparaît; les aliments et les boissons sont bientôt refusés. La voix s'altère et prend un caractère spécial; le chat enragé fait entendre des miaulements plaintifs, parfois analogues à ceux qu'il donne à l'époque du rut. Les sens sont surexcités; l'impressionnabilité est exagérée; les yeux deviennent fulgurants et menaçants. L'animal se livre à des bonds désordonnés, il sort ses griffes et cherche à attaquer, à mordre; il salive abondamment; il entr'ouvre la gueule; il vousse le dos et hérisse son poil; il gratte le fond de sa niche; il mord ce qu'on lui présente; il devient d'une férocité excessive. Il s'élance contre les objets, contre les animaux et contre les personnes, surtout quand il est dérangé dans la retraite qu'il s'est choisie; il bondit avec l'impétuosité du tigre; il attaque souvent traîtreusement sa victime; il vise la figure ou les mains et fait des morsures qui sont en général plus graves que celles du chien. Bientôt l'amaigrissement se produit; la faiblesse et puis la paralysie surviennent; la démarche devient titubante, l'œil hagard; la fureur fait place au coma; la paraplégie se complète et la mort arrive en peu de temps, ordinairement dans deux, trois, quatre jours. La rage affecte quelquefois chez le chat la forme paralytique; on aurait constaté chez lui quelques cas de rage-mue.

En résumé la rage du chat se caractérise, à peu de chose près, par des symptômes de même ordre que la rage canine. Cependant les symptômes prémonitoires passent plus souvent inaperçus et la propension à mordre est généralement le premier indice du mal.

Non seulement la rage a été transmise à l'homme par des chats enragés, mais elle lui a été communiquée aussi parfois par des morsures de certains carnivores sauvages, tels que le loup, le renard, le chacal. Lorsque ces animaux sont pris de la rage, ils deviennent furieux et sortent de leurs repaires, pour aller errer à l'aventure dans les campagnes; ils mordent les animaux qu'ils rencontrent ainsi que les personnes. Les loups notamment font des morsures d'une extrême gravité ; ils se montrent d'une férocité inouïe et s'attaquent, quand ils en ont l'occasion, à de nombreuses victimes.

SYMTÔMES DE LA RAGE DES ANIMAUX SOLIPÈDES.

La maladie s'annonce chez, les solipèdes, par des changements d'humeur et de caractère ; les chevaux deviennent tristes, quelquefois abattus, souvent inquiets et agités. Ils manifestent parfois de la douleur ou du prurit à l'endroit de la morsure, une claudication ou une faiblesse du membre mordu. Ils se mordent parfois, se frottent ou se lèchent au point de déterminer la réouverture de la cicatrice. Ils deviennent d'une sensibilité exagérée, ils se montrent très irascibles et très impressionnables aux influences extérieures, au bruit, à la lumière. Les sens sont exaltés ; l'ouïe est surexcitée ; l'œil est plus sensible à la lumière, il est anxieux, parfois flamboyant ; la pupille est dilatée ; le regard est fixe, par moments féroce et menaçant ; l'animal se regarde en tous sens avec un air étonné et inquiet. Les désirs vénériens sont fréqemment augmentés ; l'étalon entre souvent en érection, et, d'une voix rauque, appelle la jument ; celle-ci prend parfois, sous l'influence de la maladie, les attitudes de la jument en chaleur. On constate quelquefois des frémissements cutanés. Les malades s'agitent, se livrent à des mouvements insolites, vont, viennent, se déplacent constamment, piétinent, font des mouvements désordonnés, poussent des hennissements voilés, se campent, se montrent impatients, ruent, agitent la tête, frappent du pied, grattent le sol, se couchent, se relèvent, se roulent, prennent des attitudes insolites et une physionomie étrange, dressent les oreilles, fixent les yeux, semblent écouter et regarder, secouent la tête et la redressent, reniflent,

ronflent, s'ébrouent, paraissent étonnés ou effrayés
par moments, relèvent la lèvre supérieure comme
l'étalon qui flaire la jument. Les mâchoires et les
lèvres se montrent parfois animées de mouvements
spasmodiques ; on entend des grincements de
dents ; on constate des tremblements dans diverses
régions. La tête est fréquemment agitée de mouvements d'oscillation convulsifs ; l'agitation et l'excitabilité vont croissant. Les malades sont souvent impressionnés par la présence d'un chien ou la vue de
tout autre animal et même d'une personne qu'ils ne
connaissent pas ; ils entrent en fureur et deviennent
agressifs, ils s'élancent pour poursuivre et pour mordre ; cependant ils n'attaquent pas encore les personnes qu'ils ont l'habitude de voir, et souvent même ils
ne deviennent agressifs que contre le chien ou contre
les animaux de leur espèce. On observe ordinairement,
avec les symptômes précédents, d'abord la diminution
et puis la perte de l'appétit, le dégoût, la dépravation
du goût, qui porte l'animal enragé à manger ses
excréments ; cependant l'appétit peut être conservé
d'abord, pour devenir ensuite capricieux et disparaître plus tard. Il n'y a pas hydrophobie, le malade boit et agite l'eau avec ses lèvres ; mais il y a
bientôt dysphagie ; la déglutition devient difficile,
puis impossible ; les aliments triturés et les boissons reviennent quelquefois par le nez ; la gorge
est sensible et douloureuse à la pression ; on a vu
cependant des malades boire encore aux approches
de la mort. La langue et les lèvres sont agitées d'un
mouvement presque continuel ; une bave écumeuse
apparaît sur les lèvres.

Bientôt les malades deviennent furieux et agressifs ; l'impatience, l'agitation, l'inquiétude, l'irascibilité vont croissant. L'œil devient par moments
flamboyant, féroce et menaçant, sans que le malade ait été soumis à aucune excitation, ou plutôt

à l'approche d'un animal quelconque ou d'une personne ; le bruit, la lumière, les excitations extérieures redoublent d'ailleurs l'intensité des paroxysmes.
Le cheval enragé, qui entre en fureur, est dangereux
à cause de sa grande énergie musculaire ; Il commence à mordre des objets inanimés, sa mangeoire,
son râtelier, son attache ; il est irrité par le voisinage
d'un autre animal et s'élance vers lui pour l'attaquer,
le frapper ou le mordre ; il lance parfois soudainement des ruades sans provocation. Il est mis tout à
fait en fureur par la vue d'un chien ; il s'élance contre lui, le saisit s'il le peut et le déchire ou le broie à
coups de mâchoires ; il s'exalte aux cris poussés par
sa victime et s'acharne même après son cadavre,
qu'il continue à broyer et à déchirer. L'homme, qui
a l'habitude de le soigner et qui ne l'a pas maltraité,
est encore épargné même durant les paroxysmes
pendant lesquels la fureur est si marquée. Mais le
malade attaque les personnes étrangères et celles
qui l'ont jadis maltraité ; il les attaque avec ses
membres et avec ses dents ; il ouvre la bouche pour
les mordre ; il les frappe de ses membres antérieurs
qu'il lance en avant. Dans cette période de la rage, de
même que dans la phase du début, le cheval n'est
pas hydrophobe; cependant le bruit de l'eau, qu'on
agite ou qu'on fait couler près de lui, l'irrite et le
met en fureur. Ne pouvant assouvir leur rage contre d'autres animaux, dont on a soin de les tenir
éloignés, les malades tournent leur fureur contre
eux-mêmes et contre les objets inanimés, qui sont à
leur portée; ils se mordent, se déchirent et s'arra-
chent parfois des lambeax de chair. Ils mordent avec
une violence excessive les objets les plus résistants,
au point d'y briser parfois leurs dents et leurs mâchoires. La respiration s'accélère, devient bruyante, ron-
flante. Les crottins sont secs; les urines foncées, la
miction douloureuse. Les muqueuses se congestion-

nent. La moiteur et puis des sueurs apparaissent. Les pupilles se dilatent; les yeux sont fulgurants et pirouettent dans l'orbite. Les lèvres rétractées laissent voir les incisives; la bouche reste par moments béante; une bave écumeuse et parfois sanguinolente s'en échappe, mais ce symtôme peut faire défaut; la voix devient de plus en plus rauque et voilée; le malade fait entendre quelquefois des plaintes, des cris de détresse, tantôt aigus, tantôt rauques et voilés.

La durée des paroxysmes est variable suivant les cas et suivant les excitations extérieures auxquelles sont condamnés les malades. Pendant les moments de rémission un calme relatif se produit. Ordinairement, surtout quand le cheval enragé est soumis à des excitations répétées, les accès sont d'abord de plus en plus fréquents et la propension à attaquer, à mordre, à se déchirer, est de plus en plus marquée; mais celui qui est préservé des excitations extérieures offre des accès moins violents et des rémissions, pendant lesquelles il est calme et docile envers ses amis. Quelques rares chevaux restent absolument calmes et inoffensifs, et n'offrent qu'un délire tranquille, sans manifestations agressives d'aucune sorte. On a vu la rage débuter par la paralysie, ou la boiterie d'abord et la paralysie ensuite du membre mordu, pour se continuer par la paraplégie, par des envies de mordre, par des alternatives de coma et d'agitation, etc.

Quelle que soit d'ailleurs la forme de la rage à cette seconde période, la faiblesse et la paralysie se montrent vite. Les animaux dépérissent rapidement et s'affaiblissent en quelques heures. Ils présentent encore des paroxysmes, mais ces accès deviennent plus courts et plus rares. La paralysie du train postérieur se déclare; la station devient difficile; le décubitus est presque constant; le relever, d'abord difficile, finit par être bientôt impossible. La sueur inonde le corps. Les paupières se tuméfient par suite des contusions que le malade se fait; les yeux s'altèrent, la pupille reste dilatée, la cornée devient opaque ou même s'ulcère. Dans cet état d'épuisement le cheval enragé éprouve encore l'envie de mordre ; il s'attaque aux objets qui se trouvent à sa portée ; il relève la tête pour essayer de mordre ce qu'on lui présente, et il se mord par moments les membres antérieurs. La paralysie ne tarde pas à se généraliser ; elle envahit progressivement le train postérieur et le train antérieur. La mort arrive dans des accès convulsifs ; en deux, trois, quatre jours ordinairement, cinq, six jours par exception, la rage des solipèdes accomplit son entière évolution et amène la mort.

SYMTÔMES DE LA RAGE DES BÊTES BOVINES.

La rage des bêtes bovines affecte des formes diverses : tantôt elle s'accompagne de manifestations agressives plus ou moins accusées ; tantôt elle laisse les malades tranquilles, inoffensifs ; quelquefois même elle est promptement accompagnée de paralysie. Les symptômes initiaux sont plus ou moins prononcés d'ailleurs, suivant la forme que doit revêtir ensuite la maladie. Au début on constate toujours chez la vache une diminution notable de la sécrétion lactée, qui néanmoins dans beaucoup de cas de rage persiste dans une certaine mesure pendant les premières phases de la maladie. Il y a souvent hyperesthésie dorso-lombaire, accélération de la respiration et de la circulation, élévation de la température; mais ensuite tout cela change. Quelquefois il se déclare un prurit plus ou moins intense dans la région de la morsure ou dans d'autres parties; on voit alors les animaux se lécher avec persistance aux points prurigineux, jusqu'à transformer en plaies certaines places par suite de la destruction progressive du derme. On a eu constaté d'ailleurs (Ladague) une boiterie de plus en plus manifeste du membre mordu.

Le poil se pique et est moins luisant. On observe
dans certains cas des tremblements généraux. Les
malades mangent encore et ruminent par moments;
la défécation et la miction sont d'abord peu modifiées;
mais ordinairement l'appétit diminue, puis disparaît,
rarement il se déprave, rarement il y a ingestion de
corps étrangers à l'alimentation; la rumination
cesse bientôt également. La soif persiste; il n'y a
pas hydrophobie; les malades recherchent l'eau, y
plongent le nez, boivent et déglutissent ou essayent
de boire et de déglutir, agitent l'eau avec leurs lèvres. Parfois le bruit de l'eau qu'on agite provoque
des contractions spasmodiques de l'encolure, et une
sorte d'effroi, qui porte l'animal à faire un mouvement en arrière. Quelquefois on constate, dès le début,
de légères coliques, les animaux se couchent et se relèvent fréquemment. Souvent on observe des symptômes pharyngiens : l'hyperesthésie de la région des
parotides; la sensibilité exagérée de la gorge; la
difficulté et puis l'impossibilité de la déglutition; le
retour par le nez de l'eau ingurgitée; l'agitation de
la langue et des lèvres; la présence d'une bave abondante et mousseuse, qui s'échappe de la bouche et
s'étale sur les lèvres. Certains animaux deviennent
plus affectueux, recherchent les caresses, et lèchent
les mains des personnes qui les approchent; d'autres restent abattus, tristes, et tombent bientôt paralysés. Le plus souvent on constate, au début, de
l'inquiétude, de l'exaltation des sens, de l'excitation,
de l'agitation, de l'irritabilité; les animaux portent
la tête haute, se livrent à des mouvements insolites,
font des gestes et prennent des attitudes qui annoncent chez eux des hallucinations; ils vont et viennent, regardent en tous sens, donnent des coups de
tête et des ruades contre des objets imaginaires, se
mettent à courir comme s'ils se croyaient poursuivis, puis font volte-face après s'être arrêtés brus-

quement, baissent la tête, présentent les cornes,
grattent le sol, frappent des pieds de devant, mugis-
sent, marchent à la rencontre d'un ennemi imaginaire. Les yeux deviennent alors plus saillants et
plus brillants, plus vifs, plus animés et plus menaçants;
la conjonctive est plus rosée, plus foncée, infiltrée,
larmoyante; les pupilles sont dilatées et les paupières
rétractées; le regard devient fixe, sauvage, féroce,
puis morne; il se rallume à la moindre excitation, ou
simplement sous l'influence d'une hallucination nouvelle. On remarque souvent des excitations génésiques; le taureau entre en érection, mugit, se dresse
sur les membres postérieurs; la vache flaire et lèche
ses compagnes, leur monte dessus comme si elle
était en chaleur. On a vu des vaches avorter à la fin
de la période d'incubation ou pendant la maladie.

Il se produit très souvent, chez les bêtes bovines
enragées, des symptômes du côté de l'appareil digestif; le mufle se dessèche; la muqueuse buccale
se congestionne et devient de plus en plus foncée;
il y a parfois des grincements des dents, des baille-
ments. La constipation est fréquente au début, la
défécation plus rare, plus difficile; beaucoup de
malades éprouvent du ténesme, des contractions
spasmodiques des muscles abdominaux, et se livrent
à de fréquents efforts d'expulsion, qui restent souvent sans effet ou qui amènent parfois le rejet de
gaz et de matières brunâtres, d'abord fermes, dures,
couvertes de mucus brun-jaunâtre, sanguinolentes,
ensuite ramollies ou liquides et consistant plutôt en
mucosités mousseuses. Il y a quelquefois des douleurs abdominales intenses; les animaux s'agitent,
se couchent, se relèvent, grattent le sol, rassemblent
les membres, se voussent et se livrent à de nouveaux et violents efforts d'expulsion. Les troubles in-
testinaux, accompagnés de faiblesse très marquée
dans le train postérieur, ont été relatés par plusieurs

vétérinaires comme constituant souvent « un symptôme dominant dans la rage des bêtes bovines. »

Le plus ordinairement les malades font entendre
des beuglements insolites, surtout quand ils sont
excités ou hallucinés. Ces beuglements sont répétés
un certain nombre de fois; ils sont sonores, rauques, forts, sinistres et terrifiants.

L'agitation et l'irritabilité, qui font défaut chez
quelques malades, et qui se montrent à des degrés
divers chez les autres, sont d'autant plus accusées
que les animaux doivent devenir plus furieux et plus
agressifs. Les malades, même ceux qui ne doivent
pas devenir agressifs contre l'homme, sont néanmoins souvent irritables à la vue d'un chien, à la
vue d'un autre animal et même à l'aspect d'une
poule ; ils entrent en fureur, fondent sur l'animal,
dont la présence les irrite, l'attaquent des pieds et
de la tête, et ouvrent parfois la bouche pour essayer
de le mordre ; souvent aussi ils sont effrayés à la
vue du chien, cherchent à fuir et poussent des beuglements rauques. Ceux qui doivent devenir réellement furieux et véritablement agressifs, ont une
physionomie plus égarée et plus sauvage, l'œil plus
fulgurant, la bave plus abondante, les beuglements
plus fréquents et plus retentissants. Ils sont irrités
par la moindre excitation, par le moindre bruit, par
la lumière, par le son de la voix, par les menaces,
par la présence du ch'en, des autres animaux ou
des personnes. Au pâturage ils s'isolent d'abord et
sont quelque temps occupés ou dominés par leurs
hallucinations ; ils poursuivent et attaquent des
objets imaginaires ; puis ils se tournent contre les
animaux de leur espèce, contre les moutons, contre
les chiens, contre l'homme même, qu'ils attaquent
avec leurs pieds et avec leurs cornes, qu'ils renver-
sent et qu'ils cherchent parfois mais rarement à
mordre. Enfermés, ils deviennent agressifs dès

qu'on les approche, dès qu'ils aperçoivent un animal, dès qu'il sont tracassés, surexcités, et même sans aucune excitation extérieure ; ils beuglent, ils grattent le sol, ils s'élancent, ils frappent de la tête contre les objets qui les arrêtent, et se brisent quelquefois les cornes contre les murs ou contre les obstacles qui leur résistent ; ils mordent leur mangeoire, leur râtelier, leur attache et se mordent eux-mêmes. Ordinairement cependant les bêtes bovines enragées mordent peu ; et, bien qu'on ait signalé, comme ayant eu lieu, la transmission de la rage à l'homme par la morsure directe du bœuf, le principal danger pour les personnes réside dans l'exploration de la bouche avec la main déjà excoriée ou qui se blesse pendant l'opération. Certains malades présentent des signes de vertige, poussent au mur, se cabrent, montent dans leur mangeoire et peuvent se renverser.

Ordinairement les accès d'agitation ou de fureur sont séparés par des moments de rémission, pendant lesquels les malades deviennent somnolents, hébétés, indifférents, sont frappés de stupeur et restent plongés dans un coma plus ou moins profond ; il y a, en un mot, alternative d'agitation et de coma, mais il est facile de les faire sortir de cet état particulier et de provoquer un nouveau paroxysme en les excitant par le bruit, par un rayon de lumière, par la vue d'un chien ou d'un autre animal. D'ailleurs le réveil arrive subitement à défaut de toute excitation extérieure. Les animaux redeviennent furieux et agressifs par moments ; ils s'agitent, s'animent, prennent un regard menaçant, piétinent, agitent la queue, grattent le sol, beuglent, se mettent dans l'attitude du combat, bavent, ruent, frappent de la tête, essayent de mordre, s'attaquent aux objets inanimés, aux animaux, aux personnes. Les beuglements deviennent de plus en plus rauques,

cassés, et vont en s'affaiblissant. En les faisant
entendre le malade rapproche les quatre membres,
vousse le dos, baisse l'encolure, relève la tête, tire
la langue, écume.

Bientôt la sensibilité s'émousse, la colonne verté-
brale et la région mordue deviennent insensibles,
l'animal ne sent plus les coups qu'on lui porte ; la
respiration et la circulation se ralentissent, la température baisse. L'amaigrissement se produit très
vite ; la sécrétion lactée se tarit plus ou moins complètement ; l'appétit est perdu, la faiblesse et ensuite
la paralysie ne tardent pas à se montrer, il y a bientôt de la raideur dans le train postérieur. La démarche, d'abord raide et automatique, devient chance-
celante, titubante ; la station est pénible, difficile ;
les membres fléchissent sous le poids du corps ; les
malades font des chutes et se relèvent brusquement ;
des contractions se produisent dans certaines régions musculaires. L'insensibilité, la faiblesse, la
paralysie, l'épuisement vont en progressant ; la
paralysie débute ordinairement par le train postérieur et se généralise vite ; le relever devient difficile,
impossible ; le malade, étendu sur le sol, fait encore
des efforts pour se remettre sur les membres, mais
il ne peut plus y parvenir ; il agite la tête, l'encolure ;
les membres antérieurs et contribue ainsi à hâter
l'épuisement que la maladie entraine. A ce moment
les yeux sont enfoncés, le regard sans expression,
la voix d'abord affaiblie et ensuite éteinte, la bave
mousseuse et abondante. Les beuglements deviennent rares, puis cessent ; les yeux pirouettent, la
conjonctive est infiltrée, larmoyante, chassieuse ;
des tremblements convulsifs agitent le corps ; des
coliques et quelquefois des vomissements se produisent ; les excréments sont ramollis, noirâtres, brunâtres, mousseux, mêlés de mucosités ; les urines
sont fétides et parfois teintées de sang. L'épuisement

arrive promptement à ses derniers degrés, et la mort vient vite mettre un terme aux souffrances du malade ; elle survient avec ou sans agitation, avec ou sans convulsions, avec ou sans tétanisation.

Quelquefois la rage entraîne la paralysie dès le début et s'accuse seulement par les symptômes suivants : diminution de la sécrétion lactée, inappétence, irrumination, paresse, propension au décubitus, faiblesse générale, coma, paralysie promptement généralisée, excitation faible ou nulle à la vue d'un chien, voix affaiblie et rauque, beuglements rares ou mutisme, déglutition impossible, etc..

Il y a d'ailleurs une très grande variabilité dans l'expression et dans la marche de la maladie. La salivation peut se montrer au début, ou apparaître plus tard, ou faire défaut. La paralysie ne s'observe pas, quand, la mort arrivant pendant un paroxysme, elle n'a pas eu le temps de se produire. L'excitabilité est variable ainsi que la fureur ; certains malades sont agressifs pour tous les animaux et même pour l'homme ; d'autres ne sont excitables et ne deviennent agressifs que contre le chien ; d'autres enfin, absolument inoffensifs, ne sont même pas excitables par la présence du chien. Dans certains cas la fureur se déclare sur des malades qui semblaient d'abord peu excitables et peu agités. Les beuglements peuvent faire défaut, se montrer dès le début, ou seulement vers la fin avec ou sans excitation provocatrice. Quoi qu'il en soit de l'excessive variété de l'expression de la rage des bêtes bovines, il demeure établi que, dans la majorité des cas, ces animaux ne s'attaquent pas à l'homme et qu'ils mordent plus rarement encore.

On a eu observé (Ladague) une véritable intermittence dans la manifestation des symptômes : sur 27 animaux devenus enragés dans un troupeau de 80 têtes à la suite de morsures faites par un chien, on constata une intermittence de 36 jours chez un malade et de 27 jours chez un autre, durant laquelle ils recouvrèrent tous les signes de la santé après avoir présenté pendant deux ou trois jours des symptômes de la maladie, puis ils rechutèrent et succombèrent tous les deux. — Les malades sont emportés du premier au septième, huitième, neuvième jour ; ordinairement ils meurent en trois, quatre, cinq jours ou même plus promptement.

SYMPTÔMES DE LA RAGE DES PETITS RUMINANTS.

La rage des petits ruminants, du mouton et de la chèvre, se caractérise à peu de choses près, comme celle des animaux bovins ; elle est furieuse ou paralytique. Au début on constate souvent, ainsi que je l'ai remarqué sur les moutons et les chèvres mordus ou inoculés, un prurit plus ou moins intense au point de la morsure ou de l'inoculation, et quelquefois une démangeaison irradiant sur une étendue considérable. Les autres symptômes du début sont les suivants : une agitation insolite, une physionomie étrange, des hallucinations, des modifications fonctionnelles, etc.. Les malades sont inquiets ; ils portent la tête haute et l'agitent en signe d'impatience, ils frappent et grattent le sol avec leurs pieds antérieurs ; ils cessent bientôt de manger et ruminer. Les paupières s'écartent ; la pupille se dilate ; l'œil devient plus luisant et laisse échapper des reflets insolites ; la physionomie prend un air de sauvagerie inaccoutumé. Les désirs vénériens s'exaltent. Bientôt le délire et les hallucinations se traduisent par des attitudes défensives et offensives que prennent les animaux ; on les voit en effet se mettre soudainement en garde contre un ennemi imaginaire, gratter le sol, baisser la tête, se précipiter en avant, frapper du front et des cornes dans le vide ou contre les objets placés devant eux. L'œil

s'injecte, la conjonctive se congestionne „ le regard
devient fixe. Les sécrétions nasales augmentent.
Les malades s'agitent, vont et viennent, s'ébrouent,
mâchonnent, grincent des dents, piétinent. On constate des alternatives d'agitation et de calme, de
délire et de somnolence; après un accès survient une
intermittence pendant laquelle les animaux deviennent calmes, portent la tête basse, restent immobiles et comme plongés dans le coma ; puis, brusquement, avec ou sans excitation provocatrice,
ils redeviennent agités, reprennent des altitudes
de défense ou d'attaque, s'élancent contre des
ennemis imaginaires et retombent encore dans le
coma.

Au milieu du troupeau, soit dans la bergerie, soit
aux pâturages, les manifestations sont plus accusées,
parce que les causes d'excitation sont plus nombreuses. L'agitation et l'excitabilité vont croissant ;
les malades deviennent agressifs, ils font des sauts
et des bonds inaccoutumés et attaquent leurs com-
pagnons. Ils deviennent souvent furieux à la vue
d'un chien et le poursuivent ; ils donnent des
coups de tête et des coups de cornes aux animaux, aux personnes et aux objets qu'on leur présente ou qui sont à leur portée. Certains cherchent
même à mordre ; cette propension semble d'ailleurs
plus fréquente chez la chèvre que chez le mouton.
Ils mordent les animaux, les personnes, les objets
inanimés; ils s'acharnent quelquefois après les objets qu'on leur présente. L'appétit se déprave parfois,
et il y a ingestion de corps étrangers à l'alimentation. La soif persiste; il n'y a pas hydrophobie. La
gorge devient sensible et la déglutition difficile ou
impossible. La muqueuse buccale se congestionne,
et il y a souvent hypersalivation, écoulement de bave,
flux nasal. La voix se modifie. Le plus souvent les
malades restent silencieux; quelquefois ils poussent

même dès le début, des bêlements plaintifs, rauques et entrecoupés. L'amaigrissement, la faiblesse et la paralysie se produisent rapidement. Les animaux restent bientôt couchés la majeure partie du temps ; la station debout est difficile, les membres fléchissent ; la démarche est vaccillante ; la paralysie envahit le train postérieur et se généralise vite ; des tremblements, des convulsions agitent le corps ; la mort arrive en deux, trois, quatre, cinq, six, sept, huit jours, exceptionnellement en dix, douze, treize jours. — La rage des petits ruminants débute quelquefois par la paralysie ; les malades restent alors étendus sur le sol, s'agitent sans pouvoir se relever et s'épuisent rapidement.

SYMPTÔMES DE LA RAGE DU PORC.

La partie mordue devient ordinairement prurigineuse, et le malade la frotte, la gratte ou la mord, au point de rouvrir la plaie cicatrisée. Le porc enragé devient sauvage, inquiet, peureux. La pupille se dilate ; l'œil devient fulgurant, le regard fixe, la physionomie étrange. Le malade est en proie à une agitation extrême ; il se livre à des mouvements insolites plus ou moins violents, il se déplace souvent, il bondit, il pousse au mur, il tourne sur lui-même, il fouille sa litière et s'en recouvre, il éprouve du délire, des hallucinations et se livre à des mouvements sans cause apparente. La voix s'altère, devient rauque ; le porc enragé reste parfois muet, mais le plus souvent il fait entendre des grognements fréquents, des cris aigus et plaintifs. On observe parfois des tremblements et une très grande impressionnabilité au bruit, à la lumière, aux attouchements, qui provoquent chez le malade des cris, des convulsions, des mouvements désordonnés. La soif est conservée et l'hydrophobie n'existe pas. L'appétit se déprave ; les malades refusent leur nourriture et ingèrent des corps étrangers à leur alimentation. La déglutition devient difficile et impossible ensuite ; une bave abondante s'échappe parfois de la bouche. La tête et les mâchoires sont animées de mouvements convulsifs. L'envie de mordre les objets inanimés, les animaux et les personnes, est également un des caractères de la rage du porc, qui le plus souvent néanmoins demeure inoffensif, mais qui s'attaque parfois aux autres animaux et à l'homme. Le sentiment maternel persiste chez la truie, qui, si elle mord et dévore quelquefois ses petits pendant un accès de fureur, les allaite et les caresse pendant les rémissions. L'amaigrissement, la faiblesse, l'épuisement et la paralysie se produisent vite, et la mort arrive ordinairement le second, le troisième ou le quatrième jour, après l'apparition des premiers symptômes.

SYMPTÔMES DE LA RAGE DU LAPIN ET DU COBAYE.

Le lapin, chez lequel la rage se développe, se montre d'abord triste et abattu, souvent somnolent, quelquefois agité et s'effrayant au moindre bruit, ou lorsqu'un objet ou un individu quelconque vient à frapper soudainement sa vue. Dès le début on constate une faiblesse très marquée, qui est quelquefois localisée à certaines régions, telles que les reins, les membres postérieurs, les membres antérieurs, et même la région cervicale. D'autres fois la faiblesse se remarque dans plusieurs régions ; et dans tous les cas elle se généralise très rapidement, pour faire place à la paralysie. Les mouvements sont gênés, difficiles, irréguliers, saccadés, mal assurés et deviennent promptement impossibles. On voit alors des animaux, qui, ayant déjà la partie postérieure du corps paralysée, conservent pendant quelques instants encore l'usage des membres antérieurs et peuvent se mouvoir, les membres de de-

vant fonctionnant seuls et entraînant le déplacement de la partie postérieure devenue inerte. La
paralysie, qui arrive pour ainsi dire subitement, ou
qui succède au bout de très peu de temps à la faiblesse du début, commence ordinairement dans la
région des reins et dans les membres postérieurs ;
puis elle se prononce de plus en plus et envahit
progressivement le tronc, les membres antérieurs,
la région cervicale et les masséters, lorsque la maladie arrive à son apogée. Quelquefois la paralysie
débute par les parties antérieures et gagne en suite les
parties postérieures ; d'autres fois la faiblesse et la
paralysie sont d'abord unilatérales et se générali-
sent rapidement. L'animal paralysé reste étendu
sur le côté ou en position sternale ; la colonne verté-
brale est parfois voussée en contre-bas et la tête
est tantôt déviée à droite ou à gauche, tantôt
portée dans une extension exagérée ou fortement
infléchie.

On constate très souvent, pour ne pas dire toujours ou presque toujours, surtout après quelques
heures de maladie, des contractions brusques,
convulsives et fréquentes des muscles des membres, du tronc, de la région cervicale, et des muscles
des mâchoires. La tête éprouve parfois des mouvements d'oscillation dans le sens de l'extension et de
l'inflexion. On observe quelquefois un mâchonne-
ment continuel ; d'autres fois les mâchoires sont
animées de mouvements rhythmés d'écartement et
de rapprochement incomplets, qui se produisent par
accès et en même temps que les mouvements convulsifs des autres régions.

La sensibilité générale, peu modifiée en apparence dans le principe, est plus tard considérablement émoussée et souvent presque tout à fait abolie.
Il devient en effet impossible, à un moment donné,
de déterminer soit un cri, soit une réaction quelcon-

que, en piquant profondément le malade, en pratiquant des injections hypodermiques avec des substances irritantes, en faisant des incisions à la peau et des entailles aux oreilles. La sensibilité spéciale paraît éprouver à son tour certaines modifications; quelquefois le moindre bruit fatigue le malade et provoque des convulsions. Pourtant il n'est pas rare de voir des animaux, qui paraissent être dans un état à peu près constant de profonde léthargie, surtout dans les dernières heures de la maladie; mais cet état de léthargie est encore interrompu de moment en moment par des accès convulsifs. La vue s'affaiblit et se pervertit peut-être; l'œil devient de moins en moins sensible à la lumière et au contact des corps étrangers, la conjonctive se congestionne; le larmoiement et la chassie se succèdent; les milieux du globe et la cornée se troublent; quelquefo s il se produit un commencement d'érosion à la surface de la cornée. Ces modifications ne s'observent bien que sur les individus qui vivent deux, trois, quatre jours apr s les premières manifestations de la maladie. Il n'est pas rare d'entendre certains malades se plaindre et pousser de temps en temps des cris de détresse. On provoque très facilement ces plaintes et ces cris, soit en déplaçant brusquement le patient, soit en le suspendant par les oreilles ou par les membres postérieurs. Le goût semble perverti, car les malades introduisent parfois dans la bouche et jusque dans le pharynx, l'œsophage et l'estomac, des corps étrangers; certains ont une tendance très évidente à lécher le sol de leur loge, surtout quand il est en dalles ou en briques.

Le lapin enragé ne cherche pas à mordre ordinairement; j'en ai vu cependant un qui témoignait manifestement d'une véritable envie de mordre. La salivation est assez abondante, et la bave s'écoule hors de la bouche ou s'étale sur la lèvre inférieure et

sur le menton. La soif et l'appétit ont disparu généralement ; en sorte qu'on voit des animaux rester
ainsi un, deux, trois, quatre jours sans boire ni
manger. Quelquefois le malade essaie de manger ou
de boire et boit même pendant les premiers instants
de l'affection, mais il arrive un moment où il ne
peut plus ni déglutir, ni triturer les aliments, qu'il
garde alors dans la bouche ; et il n'est pas rare de
trouver dans ces cas, en faisant les autopsies, des
débris alimentaires égarés dans le larynx et le commencement de la trachée. La respiration reste
calme parfois et d'autres fois s'accélère ; la circulation s'accélère aussi et devient irrégulière. Les malades rendent peu de matières fécales, et souvent ils
n'urinent pas ou n'urinent qu'aux approches de la
mort, en sorte qu'à l'autopsie on trouve la vessie
quelquefois vide, mais le plus souvent pleine et distendue. La mort arrive du premier au quatrième ou
au cinquième jour, ordinairement le premier ou le
second jour. Chez le lapin comme chez le chien,
M. Pasteur a rencontré des cas de « disparition des
premiers symptômes rabiques, avec reprise du mal
assez longtemps après ». Il signale en effet le cas
suivant : « un lapin est pris de paralysie rabique
treize jours après la trépanation ; les jours suivants
il se guérit complètement ; la paralysie reprend qua-
rante-trois jours après et il meurt rabique le qua-
rante-sixième jour ».

La rage du cobaye est caractérisée à peu de choses
près comme celle du lapin. On a dit que le cochon
d'Inde enragé était plus dangereux que le lapin ;
c'est là une affirmation hasardée ; on constate ordinairement chez lui les mêmes symptômes que chez
le lapin, sans manifestations agressives et sans propension à mordre, avec une période d'incubation
un peu plus courte.

SYMPTÔMES DE LA RAGE DES OISEAUX.

La rage a été quelquefois mais bien rarement observée chez les oiseaux de basse-cour à la suite de morsures faites par des animaux enragés. Renault n'avait pas réussi à transmettre expérimentalement la rage à la poule; de mon côté je n'ai pas mieux réussi. D'après des recherches récentes (M. Gibier) les oiseaux contracteraient la rage à la suite d'inoculations expérimentales, mais ils en guériraient spontanément. On pourrait cependant surmonter parfois leur résistance par l'abondance du virus inoculé, de même qu'on pourrait les guérir dans certains cas graves par le gavage. Enfin M. Pasteur a également ment transmis la rage à la poule, et il a constaté chez elle, comme chez le chien et le lapin, des cas de disparition des premiers symptômes rabiques avec réapparition plus tard; voici du reste comment il s'exprime à cet égard : « Ces faits sont cependant fort rares chez le lapin comme chez le chien, mais nous les avons vus se produire un grand nombre de fois chez les poules; et, dans cette espèce, la mort peut suivre la reprise du mal ou ne pas la suivre et ne pas avoir lieu comme nous en avons signalé un exemple chez le chien... Je ferai observer en passant que la poule, qui est prise de rage ne nous a jamais offert des symptômes violents. Ces symptômes se manifestent seulement par de la somnolence, de l'inappétence, de la paralysie des membres et souvent une grande anémie qui se traduit par la décoloration de la crète ». Les symptômes indiqués dans les auteurs diffèrent de ceux observés par M. Pasteur, les oiseaux de basse-cour sont présentés comme devenant furieux et agressifs; on comprend de la sorte que les expérimentateurs, qui s'attendaient à voir la fureur se déclarer, aient méconnu parfois la rage des oiseaux.

Quoi qu'il en soit, voici en résumé les symptômes qui auraient été observés sur les oiseaux de
basse-cour devenus enragés à la suite de morsures
faites par des animaux atteints de la maladie : inquiétude, agitation, mouvements étranges, attitudes
insolites, plumes hérissées, œil hagard, voix rauque, sauts frénétiques, fuites, mouvements agressifs, propension à attaquer des ongles et du bec
leurs semblables, les autres animaux et l'homme
même, cris rauques, accès de plus en plus rappro-
chés, délire, hallucinations, coups de bec dans le
vide, poursuite d'objets imaginaires. Bientôt la faiblesse et la paralysie se manifestent, des convulsions
se produisent ; les malades restent immobiles les
ailes pendantes, se tiennent difficilement debout et
se meuvent avec peine, se retirent dans les coins
obscurs et y meurent paralysés. Les poules et les
pigeons rendus enragés par M. Gibier n'ont présenté
que des signes peu accentués de faiblesse musculaire. M. Gibier a d'ailleurs constaté que les oiseaux
ne contractent pas deux fois la rage et que cette maladie, en s'acclimatant chez l'oiseau, paraît augmen-
ter de virulence pour celui-ci et s'atténuer pour
les mammifères, surtout pour les chiens.

SYMPTÔMES DE LA RAGE CHEZ L'HOMME.

Chez l'homme, comme chez les animaux, la plaie
résultant de la morsure inoculatrice n'offre ordinairement rien de particulier dans sa marche ; et les
ganglions voisins ne présentent aucune modification appréciable pendant la période d'incubation.
D'ailleurs la cautérisation, qui est ordinairement
employée, suffirait le plus souvent à dénaturer
l'accident local, s'il devait offrir des caractères particuliers. On a cependant signalé quelques cas où la

plaie serait devenue ulcéreuse et réfractaire à la cicatrisation, ce qu'explique l'action irritante de la bave inoculée par la morsure ; mais c'est principalement la cicatrice, qui offre assez souvent des modifications au début de l'affection. Elle devient douleureuse et prurigineuse au moment où la maladie va se déclarer. La douleur irradie autour de la cicatrice, dans la région qui a été le siège de la morsure, et se fait sentir d'une manière continue ou par intervalles. On a vu la rage débuter par une douleur dans la main, qui avait été mordue ; puis la douleur s'étendait dans le bras, ainsi que dans le coté correspondant de la poitrine, et ensuite la main se paralysait. De nombreux médecins ont signalé les phénomènes, qui se produisent dans les plaies ou les cicatrices des morsures rabiques, et qui consistent dans la douleur, la lividité, la turgescence, la consistance indurée de la partie, la réouverture de la plaie, le gonflement et le renversement de ses bords. Certains médecins auraient également vu se former, au siège de la morsure, des vésicules, des phlyctènes, surtout à la suite de plaies légères et superficielles. Fréquemment aucun signe n'est fourni par la partie mordue, la douleur, le prurit, les autres modifications surtout, faisant complètement défaut.

On constate, chez l'homme atteint de la rage, des symptômes de même ordre que chez les animaux ; et ces symptômes se succèdent avec la même régularité. La maladie se caractérise au début par de la mélancolie ; puis surviennent l'excitation, les spasmes, les accès furieux, l'hydrophobie, les émotions extrêmes et délirantes, l'exagération de la sensiblité sous toutes ses formes, la pantophobie, les troubles moteurs, les actes désordonnés de la période confirmée. Enfin la

dépression succède à l'excitation, et la paralysie
se produit, puis la mort survient; mais beaucoup
de malades succombent avant d'en arriver à cette
troisième période.

Outre les douleurs, qui se font quelquefois sentir
dans la région mordue, outre le prurit et l'hypérémie, qui se produisent du côté de la cicatrice dans
quelques cas, la rage s'annonce donc par de la mélancolie, de la trissesse, de la folie, de l'agitation
maniaque, qui sont intermittentes ou continues.
D'ailleurs, si les premiers symptômes apparaissent
soudainement dans certains cas, notamment quand
la rage éclate brusquement à la suite d'une perturba-
tion résultant d'une émotion, d'un excès ou d'un
traumatisme, il est des cas assez nombreux dans lesquels la période d'incubation, ou tout au moins la fin
de cette période, s'accompagne déjà de certains signes avant-coureurs, tels que accès de trissesse, in-
somnies, céphalalgies. Une fois la maladie déclarée,
le patient recherche l'isolement et la solitude; il se sent
dominé par un sentiment de lassitude et de fatigue,
le travail lui devient insupportable; il est tourmenté
par des fantômes; son sommeil est agité, des rêves
effrayants l'interrompent; il éprouve une violente
céphalalgie et un sentiment de pression sur les
tempes; il y a parfois de l'incohérence dans les
idées, des terreurs chimériques, des idées de persé-
cution et quelquefois de la tendance au suicide. Celui qui a conscience du danger, est sans cesse tourmenté par la pensée toujours présente de la terrible
maladie; il est anxieux, agité et tremblant; il n'a
plus de repos, il ne dort plus, il éprouve d'épouvan-
tables cauchemars. Cet état du début peut durer un,
deux, trois, six, huit et dix jours; il cesse parfois
brusquement pour faire place à un accès d'hydrophobie, aux spasmes, au délire, etc. Ces prodromes,

qui annoncent que l'écorce grise du cerveau est inté-
ressée, peuvent d'ailleurs faire défaut, n'avoir pas le
temps de se produire, quand l'évolution de la maladie est précipitée par quelque émotion violente, par
un excès, une fatigue excessive. Du reste ces signes
initiaux, quand ils existent, s'accompagnent bientôt
d'une certaine angoisse due à la difficulté de la
respiration. Dans quelques cas, au lieu de la folie,
au lieu du dérangement des facultés, au lieu des prodromes sus-indiqués, on a eu constaté une véritable
exaltation de l'intelligence, une exagération de l'activité musculaire, une tendance à marcher et même
une propension au vagabondage. Dans d'autres cas
on a observé une plus grande irascibilité.

Peu à peu la maladie se caractérise mieux. La
sensibilité générale et spéciale s'exalte; et l'hyperesthésie, la photophobie, l'hypéracousie, déja ma-
nifestes, vont dans la suite en s'accusant de plus
en plus. La respiration se trouble, se modifie dans
son rhythme, est entrecoupée par des soupirs;
l'inspiration se fait par secousses; le malade éprouve
un sentiment d'oppression et de l'anxiété précordiale.
Bientôt apparaissent le délire, les accès furieux, les
spasmes du pharynx et du larynx, l'hydrophobie. La
mélancolie dégénère en manie active, en délire tantôt
furieux, tantôt tendre ou extatique ou loquace. Les
moments de lucidité deviennent plus rares. Certains
malades, craignant de faire des morsures ou de commettre des violences sur ceux qui les entourent, les
préviennent, quand ils en éprouvent la tendance;
il en est qui, durant leurs accès furieux, font des
mouvements désordonnés, se débattent, se lèvent,
crient, vocifèrent, hurlent parfois, essaient de rompre
leurs liens et de s'enfuir, se mordent, se montrent
méchants, injurient les personnes qui leur parlent;
après ces accès, le patient est épuisé et tombe dans

un état comateux ou dans un excès de tendresse. Les sens sont exaltés à un tel point que l'excitation de chacun d'eux amène souvent des accès ; les moindres sensations sont douloureuses. La peau est hypéresthésiée ; il y a aérophobie, le moindre courant d'air, le moindre souffle provoquent des crises spasmodiques ; il en est de même du contact d'une goutte de liquide et de la chute des larmes ; le malade se plaint du froid au plus fort de l'été. Les yeux deviennent plus brillants et s'injectent ; la pupille se dilate ; il y a photophobie, la lumière, les objets brillants provoquent des crises et même des accès de rage. L'ouïe devient d'une finesse extrême ; il y a hypéracousie, le moindre bruit est perçu par le malade et le fait tressaillir. Du reste, la vue et l'ouïe sont ordinairement perverties, il y a du délire et des hallucinations ; les malades voient des objets et entendent des bruits imaginaires. L'odorat, comme l'ouïe, devient excessivement fin ; les odeurs les plus faibles sont perçues par le patient, l'incommodent, le font éternuer, provoquent des crises. La déglutition devient difficile ou impossible ; la langue, sèche au début, devient ensuite humide, et la bouche se remplit d'écume blanchâtre un peu mousseuse, qui est rejettée par un crachottement continuel (sputation). Le malade est tourmenté par la soif, mais il a horreur de l'eau, ou pour mieux dire, des liquides. A l'approche d'un vase contenant du liquide, il éprouve une crise qui dure quelques secondes ; il repousse la potion qu'on lui présente, son corps est pris de frissons, ses membres tremblent et se raidissent, son visage exprime la terreur, ses yeux sont fixes, ses traits contractés, la respiration s'arrête, et parfois des sons rauques s'échappent du larynx ; le cœur est agité de palpitations violentes ; l'asphyxie est imminente, dans cet état de spasme, qui résulte

des contractions désordonnées du pharynx, du
larynx, du diaphragme, et des muscles respiratoires
en général. Le calme vient ensuite ; mais de nouvelles crises de plus en plus fortes se reproduisent,
quand on renouvelle la tentative qui a provoqué
l'hydrophobie. Dailleurs, la vue d'un objet brillant,
le bruit de l'eau qu'on agite ou qui coule, le conseil
de boire et même la seule pensée des liquides peuvent
déterminer le spasme hydrophobique. Certains malades peuvent commencer de boire, mais le spasme
se déclare aussitôt et les force à s'arrêter. D'autres
peuvent déglutir par moments un peu de liquide ;
d'autres enfin, mais ils sont rares, ne sont pas hydrophobes ; en sorte que l'hydrophobie est un des
caractères les plus constants de la rage de l'homme.

Les sentiments affectifs sont exaltés et portent
par moments les malades à des élans de tendresse
inaccoutumée. L'intelligence, ordinairement dépri-
mée au début, peut s'exalter ensuite passagèrement,
pour s'amoindrir pendant les accès et s'éteindre
vers la fin de la maladie. On a observé des cas, où
cette exaltation passagère de l'intelligence a été
véritablement remarquable. D'ailleurs le malade
même, qui ignore la nature de son mal, a en quelque
sorte l'intuition du danger de ses caresses et de
ses mouvements. La motilité, comme la sensibilité
et l'intelligence, est surexcitée. Beaucoup de per
sonnes enragées sont tourmentées du besoin de
remuer, de s'agiter, de courir dans leur demeure,
de s'échapper et de se précipiter dans les champs. La
voix se modifie, elle devient rauque, surtout pendant les accès ; la parole est brève, saccadée, entrecoupée par des éclats de voix, impérieuse par moments, ordinairement douce et affectueuse pour
la famille et les amis. Chez l'homme on observe
fréquemment du satyriasis, des érections doulou-

reuses s'accompagnant parfois d'éjaculations, de sensations voluptueuses et d'un penchant marqué aux plaisirs vénériens. Certaines femmes, mais elles sont rares, ont des accès de nymphomanie.

Les accès convulsifs et les accès de rage, qui sont d'abord provoqués par les excitations sensorielles ou par les tentatives de boire, se montrent ensuite spontanément, et les spasmes sont plus généralisés. L'anxiété précordiale et la dyspnée sont telles qu'il y a menace de suffocation. La respiration est suspendue ou se fait par sanglots; des frissons agitent les membres; les muscles de la face sont animés de mouvements convulsifs; les mâchoires restent serrées. Certains malades se précipitent contre les objets environnants, se frappent la tête contre les murs, se blessent sans paraître sentir la douleur, mordent et déchirent leurs draps, se mordent eux-mêmes. La voix est alors rauque et convulsive; elle imite parfois l'aboiement du chien ou le hurlement du loup; la bave s'échappe plus abondante de la bouche. Les personnes enragées mordent quelquefois leurs semblables, mais cela arrive très rarement; ordinairement, avons-nous dit, elles préviennent les assistants, quand elles ne se sentent plus maîtresses de leurs mouvements. On en a vu qui éprouvaient le désir de s'attaquer aux animaux et qui mordaient ceux qu'elles pouvaient saisir. Les accès rabiques, provoqués ou spontanés, sont d'abord rares et courts; mais bientôt ils se rapprochent et deviennent plus longs. Le plus souvent c'est pendant un accès violent que l'asphyxie se produit et que la mort arrive subitement. Du reste la fréquence et la violence des accès sont en raison directe des excitations auxquelles les malades se trouvent exposés. L'intelligence est profondément altérée pendant les accès, elle revient pendant les moments de calme; mais les rémissions deviennent de plus en plus rares et courtes, et l'intelligence ne revient bientôt plus qu'incomplètement. Pendant les moments de calme, le malade est abattu; son regard est triste, sa pensée et ses discours sont dominés par l'idée d'une mort inévitable et prochaine. Le sommeil est rare et interrompu par des rêves effrayants. Les alternatives de fureur et de douceur mélancolique se succèdent; puis survient le coma entrecoupé encore par quelque hallucination ou par quelque crise convulsive. La circulation s'accélère, le pouls devient fréquent et souvent intermittent.

La température s'élève considérablement, surtout aux approches de la mort. Des sueurs se montrent à la figure, aux membres, sur tout le corps pendant les accès. Il y a souvent dysurie et quelquefois strangurie; les urines sont moins abondantes; elles sont albumineuses et contiennent quelquefois du sucre; elles renferment moins d'urée et de chlorures, mais elles sont riches en acide urique, en phosphates alcalins, en graisse, en leucine et en acide margarique, ce qui accuse une dénutrition active des centres nerveux. On observe généralement de la constipation et quelquefois des vomissements même sanguinolents.

La mort est la terminaison fatale de la rage chez l'homme; elle arrive le plus souvent du troisième au quatrième jour, quelquefois plus tôt et d'autres fois plus tard, entre le premier et le douzième ou treizième jours. Elle est la conséquence de l'épuisement et de l'asphyxie, qui se produisent graduellement. Souvent elle survient brusquement, sans agonie et sans paralysie, par l'arrêt subit du cœur dans le cours de la maladie, pendant un accès. Quelquefois la paralysie se produit; mais il est rare que la mort épargne assez longtemps les malades, pour que la

rage en arrive chez l'homme à cette dernière phase
de son expression symptomatique ; en tous cas la
période paralytique est de courte durée. L'intelligence disparaît plus ou moins complètement. La
sensibilité générale et la sensibilité spéciale s'affaiblissent et s'émoussent ; la motilité est profondément
atteinte, la faiblesse et la paralysie succèdent aux
spasmes et aux contractures ; l'excitation fait place
au collapsus. Le corps se couvre de sueur ; le pouls
devient filiforme ; la bouche laisse échapper de la
salive écumeuse ; les pupilles restent dilatées ; l'œil
est terne et vitreux et la vue quelquefois perdue ; la
peau est insensible ; la paralysie devient générale et
la mort arrive.

Chez l'homme, comme chez les animaux, les
symptômes rabiques pourraient disparaître, pour ne
plus se montrer, ou pour reparaître dans la suite,
si l'on en croit certaine relation faite à propos d'un
zouave, qui aurait eu des accès de rage (?) chaque
année, durant les trois ans qui suivirent la morsure.
D'ailleurs des médecins ont décrit, sous le nom de
rage chronique, une affection, dont les accès ont été
séparés par des intervalles de quelques semaines, de
plusieurs mois, de plusieurs années, et qui se ma-
nifestaient chez des personnes, qui, après avoir été
mordues, avaient présenté un premier accès et
étaient guéries de cette première attaque.

En résumé la rage, quelle que soit l'espèce sur laquelle on l'observe, parcourt ordinairement trois
périodes : une période initiale ou mélancolique ; une
période d'état, qui se caractérise par de l'excitation,
des spasmes, des accès ; et une période finale ou paralytique. Le système nerveux est le milieu où se
localise l'action primordiale du virus rabique. Ordinairement cette action initiale se produit sur l'encé-

phale, sur le bulbe et sur la protubérance, dont le
fonctions sont modifiées. Quelquefois le virus rabi
que concentre, principalement sur la moëlle, son a
tion initiale, ainsi qu'en témoigne l'apparitio
prompte des phénomènes paralytiques. Les forme
si diverses de la maladie s'expliquent par la locali
sation et la pullulation des germes rabigènes dan
telles ou telles parties du système nerveux cérébra
ou médullaire, dans tel ou tel point du système cé
rébro-spinal. La protubérance annulaire est le cen
tre perceptif des impressions sensitives, elle présid
à la sensibilité générale et à certaines sensibilité
spéciales, à la sensation auditive et gustative; ell
est le foyer excitateur des organes émotionnels e
devient le point de départ d'excitations motrices. O
les phénomènes successifs d'excitation et de dé
pression de la sensibilité sous toutes ses formes
qui se produisent dans le cours de la rage, témoi
gnent de l'altération de ce centre d'activité. D
reste, le virus rabique agit sur tous les organes ner
veux qui président à la sensibilité, ainsi que l
prouvent l'hyperesthésie, l'hyperacousie, la photo
phobie, la pantophobie, les hallucinations, la per
version des sens. Il atteint principalement le
fonctions du bulbe, d'où partent les nerfs facial
hypoglosse, spinal, glosso pharyngien, pneumo-gas
trique, dont les fonctions se troublent. La moëll
allongée est le centre d'où partent les influence
motrices, elle est l'agent excitateur et régulateu
des mouvements respiratoires; elle préside au mé
canisme de la déglutition par l'intermédiaire de
nerfs glosso-pharyngiens, hypoglosses et faciaux;
elle exerce son action sur le cœur par l'intermédiaire des nerfs vagues et elle renferme les centres
vaso-moteurs. La difficulté qui survient dans la
respiration, dans la déglutition et dans la circula-

tion, montre combien le virus rabique agit sur le bulbe.

La rage entraîne la mort dans un laps de temps ordinairement court, variable suivant les espèces, mais compris le plus souvent entre un et dix jours, et n'atteignant fréquemment que le deuxième, le le troisième ou le quatrième jour. Cette affection entraîne t-elle toujours fatalement la mort et n'est-elle pas susceptible de se terminer quelquefois par la guérison ?

CURABILITÉ.

Certains faits, déjà assez nombreux, semblent démontrer que la rage des animaux et celle de l'homme peuvent guérir spontanément ou à la suite (?) de l'administration de certains remèdes. Les cas de guérison, signalés à propos de la rage manifestement déclarée, doivent pourtant être pesés plutôt que comptés, car ils n'offrent pas tous les garanties désirables d'un diagnostic infaillible. Souvent c'est une des affections nombreuses, qui simulent la rage, que l'on a prise pour elle, et que l'on a vu se terminer heureusement ; les erreurs de diagnostic expliquent, en effet, le plus grand nombre des guérisons relatées et mises à tort sur le compte de la rage. Les faits, que la science a enregistrés sur la curabilité de la maladie rabique, se classent naturellement en deux grandes catégories : les uns n'ont qu'une signification vague et ne font guère naître que des présomptions en faveur de la curabilité, ce sont ceux dans lesquels le diagnostic n'a été établi que d'après l'expression symptomatique de la maladie ; les autres, et ce sont les moins nombreux, ont une signification précise, parce que la nature de l'affection a été diagnostiquée d'après son origine bien connue, ou mieux d'après sa transmissibilité.

Ainsi on a vu (Rainard, Youatt, Decroix, C. Leblanc, Rey, Bourrel...) des animaux, qui présentaient des symptômes plus ou moins accusés de rage, revenir à la santé ; on en a vu qui ont présenté des symptômes rabiques, deux, trois... semaines après avoir été mordus et qui se sont guéris ; malheureusement on n'a vérifié par l'inoculation ni la nature de la maladie des animaux, qui avaient fait les morsures, ni celle de la prétendue rage de ceux qui avaient été mordus. On cite chez l'homme de nombreux cas de guérison avec ou sans traitement. Un chien et un homme, ayant été mordus par un chien rabique, devinrent enragés à leur tour et l'homme seul guérit ; Michu relate l'observation d'une dame mordue (par une chatte), qui ressentit des symptômes de rage et n'en mourut pas ; James cite le cas d'un homme mordu par un chien enragé, qui éprouva des symptômes de la maladie et qui se rétablit ; Piorry parle d'une jeune femme, qui guérit aussi après avoir présenté, comme les deux précédents, une éruption à la région mordue ; Urban, ayant contaminé une écorchure qu'il avait à la main, avec le produit des phlyctènes rabiques d'un malade, eut une éruption ainsi que d'autres symptômes de rage, mais il guérit ; Fiévée cite encore le cas d'une femme qui se guérit après avoir présenté des symptômes de rage. Enfin de nombreux cas de guérison auraient été obtenus, dans certains pays et par certains médecins, voire même par des personnes étrangères à la médecine, en détruisant, en ouvrant, en extirpant ou en cautérisant les vésicules qui se formeraient sous la langue. A côté des cas de guérison spontanée se placent des cas non moins nombreux de guérison par l'emploi de certaines médications : ainsi un homme, devenu enragé après une morsure, a été guéri à la suite d'un traitement au chloroforme, à la morphine et à la fève de Calabar ; un jeune homme de 16 ans, traité par le mercure, a été guéri de la rage contractée par morsure, alors que un homme, une vache, un porc et un chien mordus comme lui ont succombé à la maladie ; d'autres personnes, manifestement enragées à la suite de morsures, ont été guéries, qui à la suite d'un traitement au curare, qui après un traitement hydrothérapique, qui avec tel ou tel agent thérapeutique. Mais, sans critiquer un à un les faits relatés, et sans nous demander pour le moment si tel ou tel remède est efficace, il importe de remarquer le peu de précision que présentent les divers cas observés ; dans aucun le diagnostic ne se trouve complètement à l'abri de la critique, dans aucun la nature de la maladie guérie n'a été exactement constatée par des inoculations révélatrices. Et, quand on songe combien il est facile de s'égarer, surtout avec l'homme préoccupé et inquiet à la suite d'une morsure, même non rabique, mais qu'il croit telle, quand on songe à ces cas de guérison annoncées avec tant de précipitation et qu'ensuite on apprend que le malade n'était qu'un ivrogne atteint de délirium tremens, on ne peut s'empêcher de douter de l'authenticité des cures, qui ont été obtenues dans les conditions déjà indiquées.

Le docteur Ménecier a vu guérir spontanément un chien devenu enragé à la suite d'une inoculation expérimentale ; et, ce chien, soumis à l'observation pendant plusieurs mois, n'a pas présenté de nouveaux accès de rage. Ici le diagnostic semble avoir été exact, car la salive de l'animal, inoculée à un lapin et à un chien, les a fait mourir enragés. M. Decroix a pareillement vu guérir spontanément, en huit ou dix jours, deux chiens devenus enragés à la suite d'une inoculation expérimentale. Cette fois encore le diagnostic semble avoir été exact, bien que la salive des deux malades n'ait pas été inoculée.

Les expériences de Renault avaient démontré que tous les animaux inoculés ne deviennent pas enragés ; j'ai de mon côté fait souvent la même constatation ; mais de ces faits négatifs on ne saurait induire sûrement que certains individus sont réfractaires à l'action du virus rabique ; d'autant plus que les inoculations restées infructueuses ont été faites le plus souvent avec la bave, produit impur, comme on le verra plus loin, et dont les effets sont loin d'être toujours sûrs. Cependant mes expériences sur le mouton démontrent que cet animal résiste à l'action du virus rabique, injecté même à fortes doses dans le torrent circulatoire. Après que cette constatation avait été faite par moi, M. Pasteur a aussi vu des cas de guérison spontanée se produire, il a vu se rétablir définitivement des poules rendues malades expérimentalement et un chien, qui s'est guéri, après avoir présenté les premiers symptômes de la maladie à la suite d'une inoculation ; il a de plus trouvé des chiens, qui ne sont pas devenus manifesment enragés à la suite d'inoculations réitérées, soit qu'ils n'aient eu qu'une maladie bénigne qui aurait passé inaperçue et qui se serait guérie, soit qu'ils fussent naturellement réfractaires à la rage. Enfin M. Pasteur est arrivé, en atténuant la puissance du virus rabique, à ne donner au chien qu'une rage bénigne, dont il guérit, et qui lui confère l'immunité. M. Gibier de son côté affirme, d'après ses expériences, que les oiseaux de basse-cour, rendus enragés par l'inoculation, guérissent spontanément.

Tel est l'état de la question : la rage, quoique fatalement mortelle dans presque tous les cas est curable parfois ; elle se termine, dans quelques très rares cas, par la guérison définitive qui survient sponta-

nément et sans médication adjuvante. Nous recher-
cherons plus loin à propos du traitement à mettre
en usage, quelle est l'efficacité réelle des principaux
agents,. qui ont été préconisés, et auxquels on a
attribué certaines guérisons.

LÉSIONS.

Les altérations anatomiques, qui se produisent
dans le cours de la rage, et qui expliquent les symptômes, qu'on observe pendant la vie des malades,
sont de deux ordres : les unes sont primordiales,
elles se forment dans les centres nerveux, elles se
produisent les premières, elles intéressent les éléments nerveux et sont la condition *sine qua non* de
toutes les autres. Les lésions secondaires se montrent partout, principalement sur les organes les
plus vasculaires ; elles sont la conséquence de la
congestion et de l'asphyxie, que la rage entraîne toujours. En réalité le virus rabique porte son action
principalement sur les centres nerveux, ainsi qu'en
témoignent les phénomènes anormaux de la sensibilité, de la motilité et de l'intelligence, que l'on observe chez les malades ; il agit d'abord sur le bulbe
et la protubérance, quelquefois sur la moëlle ; il
excite d'abord et épuise ensuite la région bulbo-
mésocéphalique ; il détermine ainsi l'excitation initiale, les convulsions, la dépression générale, la paralysie ; il irrite les éléments des centres nerveux et
provoque de la sorte l'affaiblissement puis la paralysie des nerfs vaso-moteurs, la dilatation réflexe
des vaisseaux, le relâchement de leurs parois, la
congestion des organes. L'amélioration passagère,
obtenue par le docteur Mennesson sur le vétérinaire
Moreau atteint de rage, au moyen de la faradisa-
tion, vient à l'appui de cette manière de voir.

Les lésions secondaires, étant celles qu'on observe le plus facilement, il convient de les passer d'abord en revue, pour arriver ensuite à l'étude des lésions primitives.

Le cadavre de l'animal mort de rage est plus ou moins amaigri, suivant que la maladie a duré plus ou moins longtemps. Les poils sont plus ou moins en désordre; une bave, plus ou moins desséchée et par fois mêlée de boue, adhère autour de la bouche et des narines. L'œil est enfoncé, la conjonctive fortement injectée, la cornée parfois enflammée et même ulcérée. La rigidité cadavérique est très prompte et très accusée, surtout quand la mort est arrivée avant que la paralysie ait eu le temps de se produire. Les veines superficielles sont gonflées, remplies d'un sang noirâtre. M. Bourrel affirme que le sang veineux du chien enragé est plus rutilant que celui de l'animal sain et se coagule plus rapidement; cette affirmation semble un peu hasardée devant l'opinion générale des médecins et des vétérinaires, qui ont vu le sang des individus morts de la rage, noirâtre, foncé, incoagulé, diffluent. On a quelquefois observé des taches hémorrhagiques dans l'épaisseur du cœur. A l'examen microscopique on a constaté une richesse anormale en globules blancs, et parfois l'altération des globules rouges devenus crénelés, déchiquetés; on a également signalé la présence de microcoques, de corpuscules incolores. Les muscles sont parfois hypérémiés et plus foncés en couleur; on a avancé qu'on les aurait trouvés (Peron) en voie de dégénérescence granulo-graisseuse. La plaie ou la cicatrice de la région mordue est quelquefois irritée, congestionnée.

L'appareil digestif présente souvent de nombreuses altérations, principalement chez les animaux qui ont ingéré des corps étrangers à leur alimentation. La muqueuse buccale est hypérémiée, foncée, bleuâtre, violacée, parfois excoriée, souvent recouverte de bave, de poussière et de débris de corps étrangers. La langue est hypérémiée, bleuâtre, recouverte d'un enduit épais. Fréquemment, chez le chien tout au moins, on constate des traces de traumatismes, des morsures que l'animal s'est faites, des excoriations, des plaies sur les lèvres, à la langue, dans la bouche, au pharynx. Les morsures et les lésions, occasionnées par les corps vulnérants sur lesquels l'animal s'est acharné et qu'il a déglutis, se présentent sous des formes et avec des caractères divers : tantôt ce sont des plaies d'un rouge vif, qu'on remarque surtout à l'entrée de la bouche et sur la partie antérieure de la langue; tantôt ce sont des ecchymoses plus ou moins étendues qu'on rencontre à la face inférieure de la langue et sur le frein ; tantôt ce sont des vésicules, qui ont succédé aux ecchymoses et qui se montrent entourées ou non d'une zône rouge, alors que leur partie centrale est grisâtre ou blanchâtre; tantôt enfin ce sont des plaies offrant un petit pertuis creusé par la dent, entouré d'une zône grisâtre en saillie, à laquelle fait suite une zône excentrique rougeâtre, et ces sortes de plaies se montrent à la face inférieure de la partie libre de la langue. J'ai eu l'occasion, comme tous ceux qui les ont cherchés, d'observer assez souvent, et en plus ou moins grand nombre, ces accidents chez le chien atteint de rage furieuse avec dépravation du goût.

On a signalé, à la face inférieure de la langue chez l'homme, chez le chien et chez le loup enragés, l'existence de vésicules, de phlyctènes, de pustules, d'érosions, que l'on a considérées comme des lésions propres à la rage et auxquelles on a donné le nom de *Lysses*. Voyons l'importance qu'il faut attribuer à cette prétendue découverte des lysses, qu'une tradition populaire ancienne et répandue dans divers pays éloignés les uns des autres, a amené divers médecins à observer sur l'homme et à prétendre même que la cautérisation de ces accidents pouvait prévenir le développement de la rage. Les vésicules ou phlyctènes rabiques sublinguales seraient des lésions éphémères, qui se montreraient généralement avant tout accès de rage, qui s'ouvriraient et se détruiraient promptement, en sorte que, à l'autopsie pratiquée sur des individus morts de la rage, on ne rencontrerait généralement que des traces de l'éruption ou même aucun vestige. Anciennement on avait cherché des lésions dans la bouche, et on avait signalé la présence d'un ver situé sous la langue, qui annonçait l'apparition de la rage. Les lysses étaient, semble-t-il, connues de temps immémorial en Grèce, en Thrace, en Turquie, en Moldo-Valachie, en Espagne, au Brésil. En Russie, Karamsin et Salvatori avaient fait, avant Marochetti, le récit de la découverte des lysses sublinguales, qui était due à des paysans et avait été transmise par eux. Quoi qu'il en soit, en 1820, un paysan de l'Ukraine, descendant d'une famille dans laquelle depuis un temps immémorial se transmettait de père en fils un secret pour traiter la rage, apprit au médecin Piémontais Marochetti établi en Russie, qu'il apparaissait des vésicules sous la langue des hydrophobes. Marochetti, disposé à tirer profit de cette confidence, aurait lui-même vérifié l'exactitude de la révélation du paysan de l'Ukraine; en tous cas il a fait le récit, quelque peu romanesque de cette découverte. Il aurait vu les tumeurs ou vésicules rabiques sublinguales chez des personnes, mordues par des animaux enragés, pendant la période d'incubation, du troisième au quarante-troisième jour et surtout du troisième au neuvième jour. Il a décrit ces tumeurs comme étant tantôt solides et charnues, tantôt pustuleuses ou vésiculeuses, et comme se formant sur les deux côtés du frein de la langue à l'extrémité des canaux excréteurs des glandes sous-maxillaire et sublinguale. En sorte qu'il est permis de croire, d'après la vague description qu'il donne des lysses, qu'il ne les a pas vues et qu'il a pris pour des vésicules rabiques les excroissances ou saillies que forme l'appareil glandulaire sur les côtés du frein de la langue. Les lysses auraient cependant été observées dans la suite par divers médecins en Prusse et en France, notamment par Magistel et Calvy. Ce dernier cite le cas d'une femme morte de la rage, qui présentait un peu au dessus du frein et à droite une petite vésicule paraissant contenir un liquide hyalin ; au centre de cette vésicule existait un point noir ; à côté se montraient cinq ou six petites élevûres sous forme de granulations. Quoiqu'il en soit, et malgré les efforts tentés jadis par Auzias Turenne pour les réhabiliter, les lysses sublinguales n'ont été vues que par un très petit nombre de médecins ; et aujourd'hui on ne croit pas généralement dans le monde médical à une éruption rabique sous la langue. Les vésicules, les boutons, qui peuvent parfois exister dans cette région, n'ont pas la signification que leur attribuait Marochetti, car on ne les observe pas en général sur les hydrophobes et on les a vus sur des individus qui avaient été mordus et qui ne sont pas devenus enragés. — Les lysses sublingales se forment-elles chez les animaux enragés, et, quand elles existent, sont-elles la conséquence d'une véritable éruption rabique ou d'un simple traumatisme ? Il importe de faire observer tout d'abord que les lysses, qui, d'après leurs inventeurs et leurs défenseurs, se pro-

duiraient pendant l'incubation, ont été observées
sur les animaux, sur les chiens enragés et sur le
loup, lorsque la maladie a accompli son évolution.
Il est parfaitement exact que des lysses, consistant
en ecchymoses, plaies, vésicules, boutons, ont été
vues par certains observateurs à l'autopsie d'animaux morts de la rage ; mais pour sûr la signification de ces accidents a été méconnue. Barthélemy
aîné les aurait vues plusieurs fois ; et de plus,
ayant inoculé un jour à plusieurs chevaux le liquide
recueilli dans quatre lysses ou vésicules trouvées sur
le frein de la langue d'un chien mort de la rage, il
les aurait rendus enragés. Une des vésicules était
grosse comme un haricot, les trois autres étaient
plus petites ; toutes contenaient un liquide séreux,
blanchâtre, limpide. Ce fait, auquel on se plaît à
attribuer une grande importance, ne démontre
qu'une chose, à savoir que des aphtes, résultant du
soulèvement de l'épithélium, peuvent se former sur
le frein de la langue du chien enragé. Mais on peut
observer le même phénomène en dehors de la rage,
et il est loin d'être fréquent dans cette maladie.
Quant à la virulence du produit des aphtes, elle
n'est point propre à nous surprendre, à supposer
même que l'éruption ait été provoquée, ce qui est fort
probable, par l'irritation qu'avaient pu déterminer
les corps étrangers pris par le malade ; en effet ces
aphtes étant baignés constamment par la bave, la virulence a pu se communiquer de celle-ci à leur contenu, soit au moment où il a été recueilli, soit avant.
Des lysses, consistant en boutons, vésicules, plaies,
ecchymoses, ont été observées à l'École d'Alfort et à
l'École de Lyon à diverses reprises. On les a trouvées principalement chez le chien atteint de rage
furieuse, plus souvent d'un seul côté que des deux
côtés du frein, sur le frein, sur la face inférieure de

la langue, voire même et surtout dans sa partie libre; elles sont ordinairement en petit nombre; on les a égalemant observées sur un loup atteint de rage furieuse. Ce sont des *ecchymoses* punctiformes ou en traînée de peu d'étendue, des *vésicules*, des *phlyctènes*, des *boutons* miliaires, quelquefois gros comme une lentille, avec ou sans zône rouge à la périphérie, des *élevûres* plus étendues avec un pertuis central, des *plaies* superficielles résultant de l'enlè-lèvement de l'épithélium. Il faut vraiment une grande complaisance pour voir dans ces accidents, qui peuvent n'être parfois que l'expression de l'hypertrophie des glandules salivaires, autre chose que des lésions traumatiques. On a beau dire qu'on les rencontre dans des points où les dents ne peuvent pas agir, il n'en est pas moins vrai qu'on ne les remarque ordinairement que chez des animaux, qui se sont acharnés sur des corps étrangers et qui se sont blessés de la sorte là même où les dents ne pouvaient atteindre. Quand on trouve, égarés en dessous de la langue et dans les divers coins de la bouche, des débris de corps vulnérants; quand on songe que le chien furieux mord les objets qui sont à sa portée, tels que la paille, la terre, etc., avec un acharnement et une frénésie, qui expliquent les mouvements désordonnés de ses mâchoires et de sa langue; quand on réfléchit que la muqueuse du frein et de la face inférieure de la langue ne présente ordinairement pas de lysses chez les animaux, qui ne se sont pas mordus et qui ne se sont pas attaqués à des corps vulnérants, on est naturellement et invinciblement amené à conclure, pour le présent, à l'absence de lésions spécifiques sur la muqueuse buccale des individus enragés, et à regarder comme de simples accidents traumatiques celles qu'on a qualifiées du nom de *Lysses*.

Les amygdales, ainsi que la base de la langue, sont souvent gonflées, hypérémiées, et d'un rouge foncé. On a eu signalé, comme un des prodromes de la rage, le gonflement des veines sous-linguales. La muqueuse pharyngienne est souvent irritée, hypérémiée, rougeâtre, violacée, et parfois excoriée ou souillée de corps étrangers chez le chien ; son appareil glandulaire est manifestement hypertrophié. Les glandes salivaires, les parotides, les maxillaires, les linguales, les molaires, sont congestionnées, surtout les submaxillaires et les linguales. On a observé dans ces dernières (submaxillaires et linguales) chez le chien enragé les altérations suivantes : infiltration de cellules ou globules blancs dans le tissu conjontif interstitiel, au pourtour des canaux d'excrétion moyens et petits, au pourtour des capillaires et des nerfs, au pourtour des vésicules de la glande ; distension des petits vaisseaux ; passage de leucocytes dans les acini ; hypertrophie des cellules épithéliales, qui ensuite se troublent et deviennent granuleuses. Les ganglions de la gorge sont toujours plus ou moins altérés à la fin de la maladie ; ils sont congestionnés, certains présentent un ramollissement central et il n'est pas rare de constater de la congestion dans le système ganglionnaire en général.

Dans l'estomac, et jusque dans l'intestin parfois, on rencontre, chez beaucoup de chiens enragés, des corps étrangers à leur alimentation, dont l'ingestion a été la conséquence de la dépravation du goût et de l'appétit. L'estomac, plus ou moins distendu, contient une masse plus ou moins considérable de corps divers tels que de la paille, du foin, des poils, du bois, des chiffons, des excréments, des loques, etc., etc. Ce symptôme, constaté post mortem, quoique n'ayant pas toujours une signification univoque,

et bien que ne se présentant que sur une bonne
moitié (ou un peu plus) des chiens enragés, est cependant fort souvent d'une grande valeur pour établir le diagnostic de la rage. Il peut d'ailleurs permettre de diagnostiquer la rage sur le cadavre
enfoui depuis un certain temps, aussi bien que sur
le cadavre frais. Il a surtout une valeur diagnostique réelle, quand il se montre sur un chien, qui,
pour un motif quelconque, est soupçonné de rage,
pourvu qu'on rencontre alors dans l'estomac un
mélange étrange de corps divers et dispara es, de
paille, de foin, de laine, de poils, d'excréments, d'é-
toffe, de terre, de gravier, de cuir, de bois, etc.,
associés avec de la bave et le plus souvent avec un
liquide noirâtre, sans matières alimentaires. Que si
l'estomac est rempli d'aliments en voie de digestion,
sans mélange de substances étrangères, il conviendra
dra d'exclure l'idée de rage à défaut d'autres signes
importants et jusqu'à plus ample démonstration. Il
en sera de même, si on ne rencontre dans l'estomac
qu'une seule variété de corps étrangers à l'alimentation, soit de l'herbe, soit du bois, soit de la corne,
soit de l'étoupe, soit des cheveux, etc., mélangés
avec des aliments, et surtout s'il existe d'autres lésions se rapportant à une autre affection. D'ailleurs
chez beaucoup de chiens enragés l'estomac est
trouvé plus ou moins vide; et quelquefois il contient
des aliments associés ou non avec des corps étrangers. La muqueuse stomacale du chien enragé est
souvent irritée, enflammée, rougeâtre, plus foncée
sur les plis; elle présente parfois des ecchymoses,
des marbrures, des plaques foncées, surtout au voisinage du pylore; elle est baignée souvent par un
liquide visqueux, composé de bave, de bile et même
de sang, plus ou moins foncé et ressemblant par sa
couleur à une décoction plus ou moins concentrée

de café ; elle offre quelquefois de véritables érosions résultant ou d'un travail d'ulcération, qui succède à la stagnation du sang, ou plus ordinairement de l'action vulnérante des corps ingérés. Chez les bêtes bovines on a également observé la tuméfaction de la muqueuse de la caillette, accompagnée parfois d'ecchymoses, de marbrures, d'érosions, d'ulcérations avec ou sans eschare noirâtre. On a aussi signalé parfois des modifications de la muqueuse stomacale de l'homme mort de la rage ; on l'a eu trouvée injectée, congestionnée, ecchymosée, violacée et baignée d'une bouillie noirâtre. Des corps étrangers se retrouvent, chez le chien enragé, non seulement sur la muqueuse buccale, dans le pharynx, dans l'œsophage et dans l'estomac, mais même jusque dans l'intestin, principalement dans le duodénum et le jéjunum. L'intestin grêle contient ordinairement un liquide foncé, analogue à celui de l'estomac, et il se montre le plus souvent vide de matières excrémentitielles dans la plus grande partie de son étendue. Sa muqueuse est irritée, enflammée, foncée, ecchymosée et quelquefois érodée superficiellement. Chez les bovins on a eu signalé aussi la vacuité des intestins, la congestion de la muqueuse et la présence d'un liquide noirâtre ou de mucosités dans les parties postérieures. Le foie et la rate sont congestionnés ; leurs vaisseaux sont distendus, oblitérés parfois par des caillots, rupturés ; on y constate çà et là des foyers hémorrhagiques de très faibles dimensions. Les cellules hépatiques sont plus granuleuses et le tissu de l'organe est devenu plus friable.

On rencontre assez souvent des altérations plus ou moins notables dans l'appareil génito-urinaire. Les reins sont toujours modifiés, congestionnés, pointillés de taches hémorrhagiques, surtout dans leur couche corticale. En les étudiant au microscope, on trouve, comme dans le foie, des vaisseaux distendus, des vaisseaux oblitérés par du sang coagulé, des vaisseaux rupturés ; le sang passe en nature dans les tubes urinifères. Il y a aussi très souvent de la néphrite parenchymateuse ; on rencontre des tubes, qui ont perdu leur épithélium, d'autres dont les cellules épithéliales sont en voie de dégénérescence, d'autres, qui sont oblitérés, remplis d'une matière grenue. La vessie est souvent vide et ratatinée ; parfois elle est pleine et même distendue ; sa muqueuse est quelquefois congestionnée, ecchymosée. L'urine est fétide, chargée, parfois sanguinolente. On a signalé également quelquefois la congestion et l'inflammation de la muqueuse utérine, de ses glandes, du placenta et des organes du fœtus. Dans certains cas on constate chez le chien une tuméfaction plus ou moins accusé du pénis.

Les organes de l'appareil respiratoire présentent souvent les signes de l'asphyxie. Les muqueuses pituitaire, laryngienne, trachéale et bronchique sont congestionnées, rougeâtres, violacées, noirâtres. Il n'est pas rare de rencontrer, chez le chien, des corps étrangers égarés dans les voies respiratoires. Des mucosités spumeuses et plus ou moins abondantes, parfois sanguinolentes, recouvrent la muqueuse pituitaire, celle de l'arrière bouche, et surtout celles du larynx, de la trachée et des grosses bronches. Des érosions, des excoriations, des taches hémorrhagiques se montrent dans quelques cas sur l'épiglotte et la glotte. Le poumon est souvent congestionné, engoué, dans certains points ; il présente çà et là des ecchymoses, des infarctus hémorrhagiques, des points de pneumonie, des traces d'emphysème. L'endocarde et le péricarde offrent quelquefois un pointillé ecchymotique. Du côté de l'œil existe souvent de la conjonctivite, de la kératite, parfois des plaies à la cornée, de l'ophthalmie générale, de l'amaurose.

C'est dans le système nerveux qu'on rencontre les altérations les plus importantes, quand on les recherche attentivement à l'œil nu et surtout au microscope. Elles s'y montrent dans les nerfs, sur les méninges, dans la moëlle, dans la moëlle allongée, dans le cerveau, dans le cervelet. Elles sont de deux ordres : secondaires, consécutives, congestionnelles ; primordiales, existant sur les éléments nerveux. A l'œil nu on observe des lésions de congestion dans les divers organes de l'appareil de l'innervation. On a eu constaté de la congestion sous forme de traînées ou d'ecchymoses dans les nerfs de la région mordue, dans l'hypoglosse et le lingual, dans le grand sympathique, dans ses ganglions cervicaux et thoraciques, dans le pneumogastrique, dans certains nerfs cervicaux, dans les nerfs lombaires et sacrés, dans ceux des membres postérieurs ; on a vu parfois l'infiltration accompagner la congestion dans certains nerfs, dans les nerfs lombaires et sacrés ; on a signalé aussi l'existence d'hémorrhagies punctiformes à l'origine des nerfs spinaux et pneumogastriques. Les méninges spinales et cérébrales, principalement ces dernières, se montrent injectées, épaissies, congestionnées ; on remarque souvent des exsudations, des extravasations sanguines dans les mailles de la pie-mère, et même de l'œdème, une infiltration de sérosité opaline dans les espaces sous-arachnoïdiens. Les vaisseaux des méninges sont dilatés, et les méninges spinales se montrent surtout injectées au point d'émergence des nerfs ; il y a quelquefois surabondance de liquide céphalo-rachidien dans le cerveau, dans le cervelet. Dans la moëlle allongée et dans la moëlle, il existe toujours une hypérémie très manifeste, qui peut s'accompagner d'induration, mais qui le plus souvent est suivie de ramollissement, surtout quand la maladie a duré un certain temps ; et le ramollissement est principalement évident dans tel ou tel point de l'axe cérébro-spinal. Il y a aussi des hémorrhagies punctiformes dans la substance cérébrale et médullaire, un aspect pointillé sur les coupes de l'œdème, des exsudations, parfois de l'hydrocéphalie avec injection et hypertrophie des plexus choroïdes. En résumé, il se produit dans le cours de la rage une congestion générale dans les centres nerveux, dans leurs enveloppes et dans les nerfs, des exsudations, des infiltrations et des hémorrhagies. Ces lésions congestionnelles sont ici, comme dans les autres organes, plus évidentes encore, quand on se livre à une étude micrographique des parties malades. A l'examen microscopique, on trouve dans les nerfs altérés, dans la moëlle, dans la moëlle allongée, dans le cervelet et dans lé cerveau les lésions consécutives à la congestion et des lésions plus importantes, qui se montrent dans les éléments nerveux, dans les cellules et dans les tubes nerveux, et qui sont considérées comme des lésions primordiales de la rage. Les lésions congestives, qui ont été étudiées par divers observateurs, se présentent principalement dans les ganglions vertébraux et dans ceux du sympathique, dans le bulbe et dans la partie de la moëlle qui lui fait suite, ainsi que dans le cerveau, surtout dans certaines de ses parties. Elles consistent dans des apoplexies capillaires, dans la stase du sang, dans la diapédèse des globules blancs, dans l'aspect moniliforme et la rupture des vaisseaux, dans la formation de cristaux, dans la compression, la déformation et l'altération des éléments nerveux. La diapédèse peut d'ailleurs avoir lieu à

des degrés divers, et se traduire sous forme d'infiltration des parois vasculaires, sous forme d'infiltration des tissus périvasculaires, et sous forme de
foyers loin des vaisseaux. On rencontre çà et là
dans le cerveau, dans la moëlle, surtout dans le
bulbe et dans la protubérance, principalement dans
le plancher du quatrième ventricule, des hémorrhagies capillaires, résultant de ruptures vasculaires, et
des vaisseaux distendus, dilatés là et rétrécis ailleurs, remplis de sang ou de leucocytes. Les hémorrhagies, visibles souvent à l'œil nu, se présen-
sentent sous forme de petits amas ou foyers d'hématies plus ou moins décolorés et granuleux,
entremêlés parfois de cristaux d'hématoïdine et de
masses hyalines, résultant de la décoloration et de
la dégénération des globules rouges. Le pourtour
de ces amas est formé d'une couche de leucocytes
plus ou moins granuleux. Les vaisseaux se montrent tantôt distendus par du sang non encore
altéré, ou par des leucocytes et quelquefois par un
coagulum fibrineux, tantôt remplis par une matière
hyaline, par des cristaux d'hématoïdine et par des
leucocytes, le tout ayant l'aspect plus ou moins
granuleux. Ils sont entourés d'un manchon de leucocytes mêlés avec des globules rouges, avec de l'exsu-
dat fibrineux parfois, et souvent avec de petites masses hyalines, rondes ou ovoïdes, réfringentes, sans
structure apparente. Ils présentent les mêmes éléments infiltrés dans leurs parois. Leur gaîne lymphatique est dilatée, distendue par l'accumulation
de leucocytes, qui forment un manchon continu.
La matière hyaline, dont il vient d'être question, et
qui existe dans les vaisseaux, dans leurs parois et
en dehors, se montre parfois agglomérée en plus ou
moins grande quantité dans certaines parties des
centres nerveux, au pourtour des vaisseaux, qu'elle

comprime et étrangle de distance en distance; d'autrefois elle est déposée en couche régulière autour des vaisseaux; elle ne se colore pas et résiste aux acides et aux alcalis. Les parois des vaisseaux se montrent parfois dégénérées ou en voie de dégénérescence amyloïde. Dans la substance, qui soutient et entoure les cellules nerveuses, on trouve des exsudations d'hématies et de leucocytes, qui se montrent disséminés ou réunis en foyers granuleux, légèrement jaunâtres. On y trouve aussi de très nombreuses et de très petites granulations moléculaires. Parfois on voit des cellules nerveuses entourées par le produit de l'exsudation ou de l'hémorrhagie, comprimées par les cristaux et la matière hyaline, pénétrées par les leucocytes, prendre un aspect excavé, déprimé, se déformer par suite du déplacement de lur noyau, et même se détruire pour laisser la place aux leucocytes ou à une matière granuleuse. Les altérations éprouvées par les éléments nerveux sous l'influence de l'action propre et directe du virus rabique sont encore mal connues. On a cependant constaté de l'opacité, du trouble, et un état granuleux plus ou moins accusé du protoplasma des cellules nerveuses, qui semblent renfermer de nombreux éléments granuliformes semblables à des microcoques, et dont le contour devient plus incertain. On a également observé le même aspect nuageux, l'opacité et l'état granuleux des fibres nerveuses, et même la destruction du cylindre axe et la fragmentation de la myéline. Les divers symptômes, qui se montrent dans le cours de la rage, s'expliquent donc par l'action du virus sur les éléments nerveux, dont l'altération est le point de départ des troubles nerveux et la cause des phénomènes congestionnels et asphyxiques qui se montrent ensuite.

ÉTIOLOGIE.

On ignore à quelle époque la rage a commencé ses ravages; mais son développement a été attribué et l'est encore par quelques personnes à des causes autres que la contagion. L'apparition de la maladie à la suite de certaines influences, l'éclosion de son virus dans des organismes, qui ne l'avaient pas reçu par un mode de transmission quelconque, ont été et sont encore aujourd'hui considérés, par un certain nombre d'observateurs et de pathologistes, comme une vérité scientifique parfaitement établie. L'apparition de la rage en dehors de la contagion n'est cependant admise que dans de très rares cas et seulement chez les animaux carnivores, notamment chez le chien, le loup, le chat, le renard, etc. On s'accorde à admettre que les autres animaux et l'homme n'en sont atteints qu'autant que le germe leur en a été transmis; du reste on reconnaît que la rage des carnivores, apparue sans qu'il y ait eu contagion, est transmissible, comme celle qui dérive de l'inoculation, de la contagion. Pourtant, s'il est vrai que les médecins considèrent la rage de l'homme comme dérivant toujours de la contagion, il en est encore quelques rares, qui, à l'exemple de quelques-uns de leurs devanciers, croient que l'homme peut devenir enragé sans avoir reçu le virus de la maladie; Morgagni lui-même avait bien cru que la morsure d'un chien non enragé pouvait donner la rage. Mais il faut se hâter d'ajouter que la maladie ainsi éclose chez des personnes, à la suite de la frayeur causée par des morsures de chiens non enragés, à la suite de la terreur et des préoccupations enfantées par l'imagination des individus mordus, n'est pas la vraie rage contagieuse. Il faut en dire autant

de l'état rabiforme, qui s'est montré parfois chez
des personnes mordues depuis très longtemps, depuis des années, sous l'influence de la frayeur et des
angoisses morales qu'a fait naître chez elles à un moment donné le souvenir de leur morsure d'autrefois.
Il ne s'agit pas là de la rage proprement dite, mais
d'une maladie qui, tout en ayant plus ou moins son
expression symptomatique, n'est en réalité ni contagieuse, ni virulente, ni inoculable, ni incurable.
L'erreur, commise par certains médecins et certains
vétérinaires, qui niaient l'existence du virus rabique,
et attribuaient la maladie à une irritation du système nerveux consécutive à l'irritation des nerfs de la
partie blessée, s'explique par la confusion qui a été
faite plus d'une fois, dans les deux médecines, entre
cet état rabiforme et la rage proprement dite. Que si
on a vu parfois des chiens qui ont transmis la rage,
tout en ne paraissant pas réllement enragés, que si on
a vu ensuite ees chiens continuer à vivre tandis que
leurs victimes succombaient, il faut en conclure
qu'ils étaient réellement atteints de la vraie rage au
moment où ils l'ont transmise, mais qu'ils se sont
rétablis.

La croyance au développement possible de la rage
sans contagion s'est propagée, et a été entretenue
par la relation de faits incomplètement observés ou
mal interprétés ; et d'ailleurs quelques événements,
qui se sont produits à certaines époques, ont semblé
l'étayer et la fortifier. Ainsi, en 1803, on a observé au
Pérou, indemne de rage jusque là, dit-on, une maladie frénétique, d'apparence rabiforme, qui s'était
montrée spontanément, pendant les fortes chaleurs,
chez les animaux et chez des personnes, et qui était
transmissible par les morsures des malades. Mais il
n'est pas démontré que ce fut la rage ; et, si la maladie a paru se transmettre par morsure, on n'est

pas pour cela autorisé à l'affirmer, car les individus mordus étaient, eux aussi, soumis à l'influence des mêmes causes, qui avaient fait apparaître l'affection sur les premiers. D'ailleurs, à supposer qu'il s'agissait bien de la rage, il y aurait lieu de se demander si elle n'aurait point été introduite d'une manière qui serait passée inaperçue. En Amérique, on a parlé encore d'une maladie rabiforme, qu'on appelle rage méphitique, et qui serait provoquée par la morsure du putois. Mais, cette fois encore, il ne s'agit pas de la rage ; et cet exemple montre combien il est utile de recourir aux renseignements pour établir le diagnostic de la vraie maladie rabique. Enfin, à diverses époques et en divers pays, on a assez souvent observé des recrudescences de rage, pendant lesquelles la maladie se montrait beaucoup plus fréquente et parfois épizootique. Ces faits sont exacts, et leur explication se trouve, non dans l'action exclusive de telle ou telle influence atmosphérique, mais dans la contagion, qui n'a pas été entravée par l'application de mesures préservatrices convenables, ou qui a été plus intense parce que la maladie a été accélérée dans sa marche, parce que les malades ont fourni peut-être un virus plus actif et fait des morsures plus nombreuses et plus graves. D'ailleurs on a toujours remarqué que ces recrudescences s'atténuaient et disparaissaient devant l'application raisonnée des mesures préservatrices, malgré la persistance des conditions météorologiques ou autres, considérées à tort comme causes déterminantes. Dans les grandes villes les épizooties de rage chez les chiens sont fréquentes, quand on se relâche dans l'application des mesures prophylactiques ; mais, là encore, l'extension de la maladie est la conséquence de la contagion.

Les climats ne semblent en réalité avoir aucune influence sur l'apparition de la rage, qui se montre dans les pays les plus disparates, et qui n'apparaît pas dans les pays froids ou chauds sans y avoir été introduite. La maladie sévit surtout dans les pays tempérés de l'Europe ; mais elle sévit d'ailleurs dans des pays très froids et dans des pays très chauds ; d'un autre côté elle semble encore inconnue dans des pays, dont les conditions météorologiques sont diverses et opposées ; enfin des pays froids, comme des pays chauds, sont restés indemnes jusqu'au jour où la rage y a été introduite avec des chiens importés. De tout cela il faut conclure que les conditions météorologiques ne font pas naître la rage, dont l'apparition dans les pays jadis indemnes et les recrudescences observées si souvent dans les divers pays ne doivent être attribuées qu'à la contagion. — Il en est des saisons comme des climats ; elles ne jouent certainement pas le rôle de causes efficientes malgré les résultats donnés par de nombreuses statistiques, qui nous montrent que la rage est tantôt plus fréquente pendant telle saison et tantôt moins rare durant telle autre saison. La rage se montre en toute saison, elle semble surtout fréquente au printemps, puis en été et en hiver ; elle serait plus rare en automne. Cependant les plus nombreux cas sont parfois constatés en été pendant les fortes chaleurs, d'autres fois c'est l'hiver qui est la saison la plus riche en cas de rage. La chaleur de l'été peut abréger la durée de la période d'incubation, et rendre ainsi les animaux contaminés plus vite aptes à transmettre la maladie. D'un autre côté la fréquence de la rage en été peut s'expliquer dans une certaine mesure par le vagabondage des chiens, qui est plus actif pendant cette saison que pendant l'hiver. La fréquence des cas de rage observés pendant le printemps s'explique également par le vagabondage des chiens, qui courent après les chiennes en rut. La chaleur, malgré une croyance assez accréditée chez le vulgaire, n'est donc pas une cause efficiente de rage, ainsi qu'en témoignent l'inexistence de la maladie dans des pays très chauds et sa rareté dans d'autres pays où la température de l'été atteint un degré très élevé. Le froid, pas plus que la chaleur, ne fait naître la rage, qui est inconnue dans des pays dont la température est très basse. Il faut donc chercher ailleurs que dans l'action des climats et des saisons les causes de l'apparition spontanée de la rage.

On a accusé, de produire cet effet, des influences multiples et diverses, telles que la faim, la soif, la mauvaise hygiène, l'alimentation avec des matières altérées, putréfiées, la peur, la souffrance physique, le musellement, les affections morales, le chagrin, l'enlèvement des petits à la mère, les excitations génésiques non satisfaites, la colère, les morsures des chiens en colère ou en chaleur, la race, le sexe, l'âge. Les cas de rage sont plus fréquents chez certaines races, chez les individus du sexe mâle, et cela se comprend sans peine ; il doit en être ainsi, non pas que la race et le sexe soient des causes de la maladie, mais tout simplement parce que les représentants de telle race et du sexe mâle, étant plus nombreux et plus vagabonds, il s'ensuit qu'ils sont plus fréquemment et en plus grand nombre exposés à la contagion. Le jeune âge à une influence sur la durée de la période d'incubation, qui est ordinairement plus courte chez les jeunes que chez les adultes. — Les aliments altérés, la mauvaise hygiène, la faim, la soif, ne font pas davantage éclore la rage sans la contagion. Les animaux tels que le porc, l'hyène et les chiens dans les villes de l'Orient, à Constantinople, à Smyrne, etc., mangent des matières corrompues, des viandes putréfiées, etc.; cependant ni le porc, ni l'hyène ne deviennent enragés de ce chef; et à Constantinople, à Smyrne, etc., la rage est rare chez les chiens. Bien qu'on ait cru voir la maladie se déclarer sur des animaux exposés aux tourments de la faim et de la soif, l'observation et l'expérimentation démentent cette manière de voir; la rage est encore inconnue ou rare dans des pays où les chiens sont exposés souvent à la faim et à la soif; enfin les physiologistes, qui ont étudié l'abstinence et l'inanition chez le chien, n'ont jamais obtenu la rage en le privant plus ou moins longtemps d'aliments ou de boissons.

Les souffrances physiques, la douleur, la colère, la peur, le chagrin, peuvent-ils déterminer la rage ? — On aurait vu un chat devenir enragé à la suite d'une brûlure douloureuse (Tardieu) et transmettre ensuite sa rage par morsure ; mais il n'a pas été démontré que l'animal n'avait pas été mordu antérieurement par un chien enragé, et il y a tout lieu de croire que la douleur, occasionnée par la blessure, n'avait fait que hâter l'éclosion du mal, en abrégeant la durée de l'incubation. Que de chiens sont fréquemment torturés dans les expériences de laboratoire ; et pourtant aucun d'eux n'est jamais devenu enragé par ce seul fait. Comment comprendre d'ailleurs que le musellement puisse être plus efficace par la contrainte qu'il impose aux animaux. Le musellement semble si peu une cause de rage que, en Allemagne, dans le grand duché de Bade et à Berlin, où il est pratiqué rationnellement et d'une manière permanente, les cas d'hydrophobie sont devenus excessivement rares.— On a soutenu que la colère peut engendrer la rage, que le chien en colère et furieux peut, quoique non enragé, communiquer, ou pour mieux dire, provoquer la maladie par sa morsure. On a cité (Rozier) le cas d'un homme devenu enragé, après s'être mordu lui-même à la main dans un accès de colère ; on a cité pareillement le cas d'un soldat devenu enragé, après avoir été mordu par un de ses camarades, et celui d'une femme, qui contracta la maladie, pour avoir été mordue au sein par son nourrisson. On croit lire des contes en prenant connaissance de semblables histoires, et on se sent disposé à passer outre, sans essayer de réfuter des assertions, qui ne semblent pouvoir être acceptées de personne. Cependant d'autres faits plus vraisemblables, sinon plus vrais, ont été publiés en vue de démontrer que la morsure faite par un chien en colère ou en chaleur peut déterminer la rage. On a admis que la salive du chien pouvait devenir virulente momentanément, sous l'influence de la colère, et donner la rage mortelle. On invoque, à l'appui de cette opinion, le cas d'un homme qui mourut enragé, neuf mois après avoir été mordu par un chien, qui était resté en liberté chez son maître, et qui était encore bien portant au moment où la mort vint frapper l'individu qu'il avait mordu. Le Dr Putégnat a vu mourir hydrophobe un enfant de neuf ans, à la suite d'une morsure faite par un chien, qui poursuivait une femelle en rut, et qui ne devint pas lui-même enragé. M. Piétrement a pareillement vu devenir enragé, à la suite d'une morsure faite par un chien, qui ne devint pas enragé, un animal de son espèce, qui transmit ensuite à un cheval la rage ainsi contractée. M. Decroix cite de son côté le cas d'un chien, qui devint enragé, pour avoir été mordu par un de ses congénères, qui n'eut pas la maladie. Le Dr Hermann Strahl a observé un cas d'hydrophobie mortelle, à la suite d'une morsure faite par un chien sain. M. Bourrel, tout en donnant aux faits qu'il signale la signification qu'ils comportent, a relaté des cas analogues aux précédents, dans lesquels il s'agit de chiens devenus enragés à la suite de morsures reçues de la part d'autres chiens non enragés. M. Serres croyait que les morsures faites par les chiens, pendant l'époque du rut, pouvaient faire naître la rage. Que penser de ces faits et que déduire de ces assertions? Il est parfaitement établi que l'homme peut présenter des cas d'hydrophobie non rabique suivie de mort; et il est reconnu que l'hydrophobie non rabique peut succéder à des morsures faites par des animaux non enragés. Ainsi s'expliquent à coup sûr certains cas d'hydrophobie observés chez l'homme après des morsures d'animaux non enragés, quand il s'agit de personnes qui s'effrayent, qui se frappent ou qui ont éprouvé une grande frayeur. Quant à l'homme qui mourut neuf mois après la morsure, n'est-il pas permis de penser qu'il avait pu, pendant ce long laps de temps, être mordu ou léché par un chien enragé. L'enfant dont l'histoire est relatée par le Dr Putégnat, avait-il réellement la rage; et, si oui, n'avait-il pas été léché ou mordu par un autre chien? Le fait observé par M. Piétrement laisse de même la question dans le doute, car le cheval, dont il est parlé, a présenté une période d'incubation de dix mois, pendant laquelle il a pu être mordu par un chien réellement enragé. Quant au chien dont parle M. Decroix, il était déjà sous le coup de la rage, au moment de la morsure, car la maladie a fait son apparition trop brusquement.— En résumé les faits observés pèchent tous par quelque côté, et aucun d'eux n'apporte une démonstration réelle; ils ne prouvent pas que la colère, la souffrance, etc., rendent passagèrement le chien enragé, ils n'établissent pas que la maladie puisse apparaître sous leur seule influence. Les morsures faites

par des animaux en colère et non rabiques peuvent
à la rigueur déterminer une sorte d'intoxication mais
non point la vraie rage transmissible. D'ailleurs,
étant aujourd'hui avéré que la rage peut guérir
spontanément, il est permis de penser qu'il ait pu
arriver parfois qu'un chien réellement enragé ait
transmis sa maladie pendant un accès de fureur et
qu'ensuite il se soit rétabli, tandis que sa victime
devenait plus tard enragée et succombait. Il a ainsi
pu arriver qu'on ait mis sur le compte de la sponta-
néité, sur le compte de la colère, ce qui en réalité
était une preuve de plus de la contagion. Mais dans
tous les cas l'individu, dont la morsure a fait apparaître la rage véritable, avait lui-même la maladie
et en avait reçu les germes d'un autre qui en était
atteint.

Les cas de rage spontanée ont été attribués encore
à l'influence de la peur, du chagrin et surtout à l'influence des excitations génésiques non satisfaites.
Si la peur et la frayeur peuvent, comme nous l'avons
établi, provoquer chez l'homme un état rabiforme,
il ne s'agit pas là de la rage contagieuse. On a aussi
prétendu que la peur pouvait faire éclore la rage
chez le chien; mais le cas rapporté à l'appui par
M. Bourrel, n'a, comme il le fait du reste remarquer
lui-même, aucune valeur scientifique. Il s'agit en effet
d'un chien qui devint enragé, six mois après avoir
lutté avec un autre chien non enragé, et qui éprouvait une frayeur marquée chaque fois qu'il se trouvait en présence du maître de l'autre animal; ici
encore il n'a pas été démontré que le chien en question n'avait pas reçu la morsure de quelque autre
chien enragé. La peur, la frayeur, les émotions, pas
plus que la colère ne font naître la rage ; mais elles
peuvent, comme elle, abréger la période d'incubation
et faire apparaître brusquement les manifestations

de la maladie préalablement transmise. Ainsi on a vu l'immersion dans un bain froid faire apparaître brusquement les symptômes de la rage chez un chien antérieurement mordu. — La surexcitation, résultant de désirs vénériens non satisfaits, a été souvent accusée d'engendrer la rage chez les chiens mâles ; la continence forcée des chiens mâles, excités par la présence ou le voisinage d'une femelle en rut, serait, au dire de nombreux observateurs, une des principales causes de la rage canine spontanée. Des faits nombreux ont été publiés, en vue d'établir le rôle de cette cause ; les ardeurs génésiques des mâles, d'autant plus excitées qu'ils sont élevés dans de meilleures conditions de bien-être, ne peuvent dit-on, être satisfaites dans bien des cas, soit parce que ces animaux sont maintenus plus ou moins séquestrés par leurs propriétaires, soit parce que le nombre des femelles est inférieur à celui des mâles, d'où il suit que pour une chienne en chaleur on voit souvent à sa poursuite un nombre considérable de mâles qui se la disputent. Il est vrai que le nombre des mâles est plus grand que celui des femelles ; il est pareillement vrai que les cas de rage sont plus fréquents chez les mâles que chez les femelles, et cela se conçoit aisément sans faire intervenir l'inassouvissement des désirs vénériens, un chien enragé qui passe dans les rues mordant naturellement plus de mâles que de femelles, qui d'ailleurs sont moins exposées à être mordues parce qu'elles fuient souvent la lutte. Ayant vu apparaître la rage après des excitations génésiques inassouvies, on a cru que son développement était déterminé par cette cause, parce qu'on a ignoré les antécédents des malades, ou parce qu'on a été dupe de déclarations mensongères. En effet les observateurs invoquent ordinairement l'affirmation des propriétaires, qui disent souvent, sans le savoir, que leurs chiens n'ont pas été mordus; or, il a été reconnu plus d'une fois que ces affirmations n'étaient pas conformes à la vérité; les chiens les mieux surveillés peuvent être mordus à l'insu de leurs maîtres. Si l'on en croyait les affirmations des propriétaires des chiens devenus enragés, on aurait plus souvent à constater la rage spontanée que la rage communiquée. Les cas sont nombreux d'ailleurs d'exaltation génésique non satisfaite, où la rage ne s'est pourtant point déclarée; aussi est-il admis aujourd'hui à peu près généralement que les excitations génésiques même inassouvies sont sans effet au point de vue de la production de la maladie. Des expériences tentées par Toffoli sembleraient démontrer pourtant que le chien mâle peut devenir enragé, sans avoir reçu le germe de la maladie, quand ses ardeurs génésiques sont excitées par la vue d'une chienne en rut dont on ne le laisse pas approcher, et qu'on fait couvrir devant lui par un autre mâle. Ces expériences, ainsi que les faits analogues, qui ont été observés, ne peuvent entraîner la conviction, parce que les animaux devenus malades avaient pu être mordus antérieurement, ou parce que l'état rabiforme observé chez eux n'était point la vraie rage. D'ailleurs des expériences tentées par d'autres personnes n'ont pas donné les résultats obtenus par Toffoli. C'est assurément la lecture des observations relatives à l'influence des excitations génésiques inassouvies, qui a amené l'auteur d'une brochure publiée dernièrement sur « le principe et le traitement de la rage », à écrire la phrase suivante: « le principe de la rage, celui qu'il faut traiter si l'on veut avoir raison du mal, n'est autre que le sang génital de la race canine amené à l'état de décomposition par une surexcitation inflammatoire des organes de la génération, dont la vie, trop activée et retenue en

même temps, produit une surabondance de sucs génitaux, lesquels ne trouvant pas d'issue pour faire
irruption au dehors, passent dans le sang à l'état de
décomposition morbide, lui intoxiquant ainsi le
virus de la rage, lequel n'est à son tour que ces mêmes sucs à l'état de fermentation maladive ». Voilà
à quelle singulière conception, conduit la croyance
au développement spontané de la rage à la suite de
désirs vénériens inassouvis.— M. Bourrel relate des
cas de rage attribués par les propriétaires au chagrin, qu'auraient éprouvé les animaux de la perte
d'un commensal, ou du départ d'une personne de la
maison ; mais, comme le fait justement observer
l'auteur qui relate ces faits, les animaux ainsi devenus enragés, n'avaient-ils pas été mordus antérieurement à l'insu de leurs propriétaires ? Le chagrin
ressenti par la chienne ou par la chatte, à qui on enlève
ses petits, a été et est encore accusé de pouvoir faire
naître la rage ; on a vu la maladie apparaître chez
des chiennes à la suite de l'enlèvement de leurs petits, et c'était bien la rage, car les malades l'ont
transmise par leurs morsures ; on a constaté le même fait chez des chattes, qui sont devenues enragées,
après qu'on leur a eu enlevé leurs petits, et qui ont
ensuite transmis la maladie. Ces faits ne prouvent
pas le développement spontané de la rage, vu qu'il
n'est pas démontré que les animaux n'avaient pas été
mordus antérieurement; ils prouvent une fois de
plus que la rage en incubation peut éclater brusquement chez les animaux à qui on inflige un chagrin,
une émotion, etc.

En résumé, toutes les causes invoquées, pour expliquer le développement de la rage sans contagion,
sont sans effet ; il n'est pas démontré, à l'heure qu'il
est, que la maladie puisse apparaître spontanément,
sans qu'il y ait eu transmission de son virus. Des

faits invoqués, aucun n'a une portée véritablement scientifique, aucun n'est de nature à forcer la conviction. Ceux qui ont accusé les influences météorologiques, hygiéniques, morales, physiques, individuelles, se sont trompés, soit qu'ils aient pris des états rabiformes pour la vraie rage, soit qu'ils n'aient pas su, soit qu'ils n'aient pas pu, soit qu'ils aient négligé de se renseigner exactement sur les antécédents des animaux devenus enragés. Il est d'ailleurs, encore des pays, où la maladie n'existe pas; et pourtant les chiens y sont soumis, comme partout ailleurs, aux diverses influences, qui ont été accusées de faire naître la rage. Que si ces diverses causes pouvaient avoir une influence sur l'apparition de la rage, il faudrait que ceux sur qui elles agissent, en aient pris les germes d'une manière quelconque dans le monde extérieur.

CONTAGION DE LA RAGE.

La contagion est la seule cause capable de faire apparaître la rage chez les animaux quels qu'ils soient, comme chez l'homme. La rage est d'ailleurs transmissible, quelle que soit la forme sous laquelle elle se montre; la forme paralytique muette et tranquille est inoculable, comme la forme furieuse, et donne tantôt la rage furieuse, tantôt la rage mue; de même que l'inoculation de la forme furieuse peut donner indifféremment la rage mue ou la rage furieuse; néanmoins les malades, qui présentent la forme furieuse, sont plus dangereux à cause de leur propension à attaquer et à mordre. La rage de tout animal enragé, comme celle de l'homme, est transmissible. Celle du chien et des autres carnivores est transmissible aux autres animaux et à l'homme, ainsi que cela est péremptoirement démontré par de très nombreux faits d'observation et d'expérimentation. Le chien, étant l'animal chez lequel on observe le plus souvent la maladie, est aussi celui qui la transmet le plus ordinairement à l'homme et aux animaux. Le loup transmet pareillement la maladie aux animaux et à l'homme, ainsi que le prouvent d'assez nombreux faits d'observation, et il semble même, comme nous l'avons déjà dit, que sa morsure est plus dangereuse que celle du chien, soit qu'elle inocule mieux le virus, soit que la bave du loup ait des propriétés plus énergiques ; les personnes mordues par des loups enragés deviennent hydrophobes dans la proportion de 6, 7, 8, 9 sur 10. Le chat enragé a aussi transmis quelquefois la rage à l'homme ; on a enfin observé des cas de transmission par le renard, le chacal, l'hyène, le blaireau et la marte. Du reste rien ne prouve mieux la contagion de la rage et sa propagation par l'intermédiaire du chien que l'introduction de la maladie dans des pays où elle n'existait pas. C'est, en effet, avec des chiens européens qu'elle a été importée en Amérique, à la Plata, à l'île Maurice, à Malte, à Hong-Kong, à Shanghaï, etc.

Il arrive rarement que les animaux herbivores transmettent la rage, parce qu'ils ne mordent pas habituellement, ou parce que, s'ils mordent, ils produisent une contusion ou une plaie contuse, qui ne se prête guère à l'absorption du virus. Youatt, Delafond, Tardieu, ont signalé pourtant des cas de transmission à l'homme par la morsure d'un cheval, d'une vache et d'un mouton. Mais la virulence de la bave des herbivores était jadis contestée par Huzard et Dupuy, qui croyaient à la non transmissibilité de la rage de ces animaux ; et des expériences faites à Alfort, à Lyon et à Toulouse, par Girard, Vatel, Renault, M. Rey et M. Lafosse confirmaient d'abord cette manière de voir. Cependant Berndt avait dé-

montré en 1822 que la rage du bœuf est inoculable
au mouton; et Breschet avait, au dire de Rochoux,
inoculé fructueusement la rage des solipèdes et
celle des grands ruminants. Eckel avait aussi probablement, dans une expérience dont il sera question plus loin, transmis la rage du bouc au mouton;
il avait, en outre, transmis au chien la rage des herbivores. Renault et M. Rey, qui avaient eu d'abord
des insuccès, réussirent dans la suite. M. Rey inocula fructueusement, par piqûres pénétrantes, la
rage du bélier au bélier et au mouton et la rage du
mouton à l'âne; après M. Rey, Renault réussit à
son tour et transmit la rage du mouton au chevreau,
au cheval; il transmit aussi, comme l'avait fait
Eckel, la rage des herbivores au chien. Dans les expériences de M. Rey, tous les chiens, au nombre de
neuf, inoculés avec la bave du bélier ou du mouton
enragé, restèrent indemnes, alors que les moutons
inoculés de même devinrent enragés. J'ai de mon
côté plus d'une fois transmis la rage du mouton au
mouton, à la chèvre et au lapin; et M. Pasteur a
également obtenu la maladie en inoculant par trépanation la matière cérébrale d'une vache enragée;
M. Ladague l'a aussi fait naître en inoculant la bave,
la substance cérébrale et médullaire, le liquide encéphalo-rachidien de bovins enragés. — La rage du
porc, bien qu'il y ait à ce sujet peu d'observations
et peu d'expériences, doit être considérée comme
transmissible par inoculation et par morsures.
Celle du lapin est transmissible par inoculation;
celle des oiseaux est également inoculable de même
que celle du cobaye, du rat, du singe; et on aurait
même observé un cas de transmission par le rat à l'enfant, et plusieurs cas de transmission par les oiseaux
de basse cour. — En résumé la rage des divers
animaux, qui sont susceptibles de la contracter, doit

être considérée comme transmissible dans tous les cas; le chien transmet la maladie aux divers animaux et à l'homme, il en est de même des autres carnivores; quant aux animaux non carnivores, s'ils ne transmettent qu'exceptionnellement leur rage aux animaux et à l'homme, cela tient à ce qu'ils ne mordent pas ou ne font pas des morsures inoculatrices, mais leur rage est virulente, ainsi que le prouvent les inoculations expérimentales. Cependant, comme nous l'établirons plus loin, le virus rabique n'a pas la même activité dans toutes les espèces; celui qui est fourni par les herbivores se montre plus souvent infidèle, ainsi qu'en témoignent les insuccès nombreux, qu'on a notés dans les expériences d'inoculation avec la salive; et d'ailleurs il semble résulter des expériences, qui ont été faites avec la salive des herbivores, que la rage de ces animaux se transmettrait difficilement au chien. Quoi qu'il en soit il est admis que la rage des animaux herbivores, surtout celle des ruminants, est moins communicable que celle des carnivores, soit que leur salive plus visqueuse gêne davantage l'absorption des germes virulents, soit surtout parce que ces animaux mordent peu ou inoculent mal le virus.

L'homme, de même que les animaux, contracte la rage seulement à la suite d'une inoculation par morsure ou par lèchement; et sa rage est également virulente, transmissible. Bien qu'on ait vu parfois des personnes enragées faire des morsures à d'autres personnes, on n'a cependant jamais signalé, peut-être grâce à la cautérisation hâtive des blessures, aucun cas bien avéré de transmission de la rage de l'homme à l'homme. Les tentatives de transmission expérimentale par inoculation de la rage (salive) de l'homme au chien sont souvent restées infructueuses; pourtant Magendie et Breschet ont fait naître la maladie sur le chien, en lui inoculant la salive d'un homme enragé, et le même résultat a été obtenu par d'autres expérimentateurs ; on a également transmis, en se servant de la salive, la rage de l'homme au lapin et au cobaye ; mais on admet généralement que la salive de l'homme est moins virulente que celle des carnivores ; la rage a été obtenue aussi en inoculant au lapin (Pasteur) la matière cérébrale d'une personne morte de la maladie.

Nous venons de voir que la transmission de la rage aux animaux et à l'homme est le fait presque exclusif d'individus appartenant à certaines espèces. Or toutes les espèces ne semblent pas également prédisposées, et tous les individus ne sont pas pareillement aptes à contracter la rage. Outre que diverses conditions défavorables peuvent empêcher l'absorption du virus, la prédisposition à contracter la rage varie suivant les espèces et suivant les individus ; elle semble moindre chez l'homme et chez les ruminants que chez les carnassiers ; certains chiens ont résisté pendant des années à toute tentative d'inoculation ; enfin, d'après Renault, un quart des animaux inoculés expérimentalement avec la bave échapperait à la rage, mais cela tient plutôt aux qualités du produit inoculé qu'au défaut de réceptivité des individus, bien qu'on en rencontre parfois qui se montrent réellement réfractaires.

En résumé l'intensité du virus rabique semble varier suivant les espèces et même suivant les individus, au moins en ce qui concerne la bave, car il est fréquent de voir certains chiens transmettre moins souvent la rage par leurs morsures que d'autres animaux de la même espèce. De même que l'intensité virulente, la prédisposition à contracter la maladie varie aussi suivant les espèces et les individus. Ces deux faits, surtout le premier, trouveront leur explication dans la suite.

Sièges de la virulence. — La rage est toujours transmise par l'inoculation de la bave, dont la virulence
est démontrée par de nombreux faits d'expérimentation et par les faits encore plus nombreux d'observation relatifs à l'apparition de la maladie à la
suite de morsures d'animaux enragés. La bave de
tous les animaux enragés quelle que soit leur
espèce, et celle de l'homme, possèdent la virulence, et des faits authentiques prouvent qu'elle devient virulente avant la période de fureur, avant
l'apparition des signes de la rage confirmée;
mais, outre que ce produit est toujours impur et
contient des germes divers, qui, pour n'être pas
ceux de la rage, peuvent néanmoins occasionner
une mort rapide quand on expérimente avec la bave,
il y a lieu de se demander si la virulence appartient
à tous ou seulement à quelques-uns des liquides qui
se mélangent dans la bouche et forment par leur
ensemble la salive buccale. La bave est en effet un
produit complexe, formé par le mélange des salives
parotidienne, maxillaire, linguale, etc., des mucus
buccal, pharyngien et trachéo-bronchique. Quelle
est la sécrétion qui apporte avec elle la virulence?
Les uns ont fait venir le virus de la secrétion salivaire, d'autres ont localisé la formation du contage
rabique dans la sécrétion des voies respiratoires. Si
la bave ou salive buccale est inoculable expérimentalement de l'avis unanime des expérimentateurs, il
semble encore difficile de tirer une conclusion inat-
taquable des résultats divers, qui ont été obtenus par
l'inoculation respective des produits qui la composent. Renault n'avait pas obtenu la rage en inoculant le produit de la glande parotide; Hertwig au
contraire a fait naître la rage en inoculant la salive
pure extraite de la parotide d'animaux enragés.
M. P. Bert, en inoculant comparativement à des

chiens le suc des diverses glandes salivaires (parotide, maxillaire, linguales) et le mucus pris dans les bronches, n'a jamais obtenu la rage avec les liquides salivaires, mais bien avec le mucus des voies respiratoires. De mon côté j'ai inoculé un grand nombre de fois le produit de la parotide et celui de la maxillaire sans obtenir un résultat positif. J'ai procédé de diverses façons : J'ai inséré sous la peau des fragments de glande; j'ai inoculé ou injecté sous la peau, le produit obtenu par le raclage ou la compression; et jamais je n'ai fait apparaître la rage. M. M^{ce} Reynaud avait prétendu transmettre la rage au lapin en lui inoculant le produit de la glande maxillaire d'un autre lapin enragé; mais il est avéré que les lapins de cet expérimentateur, qui succombaient en quelques heures, ne mouraient pas de la rage. M. P. Bert dit n'avoir rien obtenu en inoculant le produit des glandes de la langue. J'ai de mon côté inoculé le suc ou des parcelles de ces glandes, et, dans cinq expériences, j'ai obtenu une maladie rabiforme une fois chez le mouton, une fois chez le chien et trois fois chez le lapin. Le mouton avait été inoculé au plat de la cuisse; vingt jours après la région inoculée devenait prurigineuse, puis la paralysie envahissait le membre correspondant et se propageait rapidement à tout le train postérieur d'abord, ensuite à tout le corps; la salivation était abondante; le malade resta dans cet état pendant deux jours en proie à des convulsions. J'ai obtenu un cas de rage mue, avec frissons, mouvements convulsifs et paralysie chez un jeune chien, qui est tombé malade dix-sept jours après l'inoculation. Malheureusement le chien en question était en observation depuis trop peu de temps, pour qu'il me soit permis d'affirmer qu'il n'avait pas reçu les germes de la maladie antérieurement. Quant aux la-

pins c'était bien la rage que l'inoculation leur avait
donnée. Barthélemy ainé, obtint la rage chez le
cheval en lui inoculant le produit des lysses trouvées sous la langue d'un chien enragé; mais ce fait
ne prouve pas que le virus soit élaboré dans la lésion, d'ailleurs hypothétique, qu'on appelle lysse,
car, du moment qu'il existe dans la bave, il peut facilement se mélanger avec le contenu d'une vésicule,
qui se formerait sur la buccale; et d'ailleurs il semble bien difficile d'admettre que l'expérimentateur
ait pu recueillir le produit de la lysse sans s'exposer
à recueillir en même temps la matière virulente qui
imprégnait la muqueuse. Enfin M. Pasteur a constaté
sur des chiens rendus enragés par inoculation intra-veineuse ou intra-crânienne ainsi que sur des
chiens atteints de rage contractée par morsure, la
virulence de la salive et des glandes salivaires. J'ai
de mon côté provoqué la rage en inoculant le produit obtenu par le raclage de la muqueuse bucco-
pharyngienne préalablement lavée et raclée à plusieurs reprises ; en sorte que je suis porté à penser
que cette muqueuse élabore ou excrète et contient le
virus rabique. De tout ce qui précède il résulte que
l'on doit, malgré les résultats négatifs obtenus par
divers expérimentateurs, considérer, comme véhi-
cules du contage rabique, la salive buccale, les salives parotidienne, maxillaire et linguale, ainsi que
le mucus bucco-pharyngien. On doit également considérer comme source du virus rabigène la muqueuse des voies respiratoires. Depuis longtemps
on avait soupçonné l'existence du virus dans le
mucus bronchique et prétendu même que la virulence de la salive buccale était due à l'arrivée de ce
produit dans la bouche. M. P. Bert, ayant vu la
rage se déclarer sur un chien trois ou quatre mois
après lui avoir inoculé le produit pulmonaire d'un

7

individu mort de la maladie, avait donné un appui à cette manière de voir, bien qu'il ne tirât de ce fait aucune conclusion définitive, attendu que le chien dont les antécédents étaient inconnus pouvait avoir déjà au moment de l'inoculation, le germe de l'affection. Mais plus récemment le même expérimentateur s'est montré plus affirmatif en donnant à ses expériences la conclusion rapportée plus haut; d'après lui le virus proviendrait des voies respiratoires, et ainsi s'expliquerait l'inégalité d'action des baves des chiens enragés.

Comme nous l'avons annoncé la bave est non seulement un produit complexe dont l'activité virulente varie avec les espèces et les individus, elle est surtout un produit impur dans lequel le virus se trouve associé à des germes divers. La salive buccale inoculée par morsure ou autrement ne donne pas la rage à coup sûr, soit que l'absorption du virus se trouve empêchée par une circonstance quelconque, soit que la portion de bave inoculée se trouve dépourvue de germes rabiques, soit que des germes morbides autres que ceux de la rage fassent périr les sujets d'expérience avant que l'affection rabique ait eu le temps d'évoluer. Dès 1878, M. P. Bert avait reconnu que les salives des chiens enragés ont des propriétés septiques très accusées, il avait remarqué, que, si elles n'amènent pas la rage, elles occasionnent « très fréquemment la mort des animaux auxquels on les inocule, en produisant des accidents locaux graves, de vastes décollements cutanés. » J'avais à mon tour constaté plusieurs fois les propriétés septiques de la bave rabique; dans quatre expériences, sur des chiens inoculés avec ce produit, j'avais obtenu des accidents locaux, des décollements et la mort en quelques jours. Des lapins inoculés avec de la salive de personnes enragées ont souvent succombé en quelques heures, par suite d'une maladie spéciale engendrée par des germes non rabigènes, alors qu'on croyait parfois à tort qu'ils mouraient de la rage, dont l'incubation est beaucoup plus longue. M. Pasteur, en inoculant la salive d'un enfant hydrophobe à des lapins, les a vus mourir en quelques heures d'une maladie occasionnée par un microbe spécial, qu'il a trouvé dans le produit inoculé, dans la salive des personnes hydrophobes et dans celle des personnes indemnes de rage; il a retrouvé ce microbe dans le sang des lapins, il l'a isolé, il l'a cultivé et il l'a atténué au point de le rendre inoffensif pour le lapin, auquel il confère l'immunité contre le même microbe non atténué. La découverte de ce microbe, qui n'a rien de commun avec la rage, explique l'action septique de la salive rabique. En résumé l'inoculation de la salive buccale d'une personne hydrophobe ou d'un animal enragé peut rester sans résultats ou occasionner de simples accidents locaux ou produire la mort de trois manières, surtout chez le lapin : 1° par le microbe, dont il vient d'être question, et qui fait mourir très rapidement; 2° par la formation de désordres purulents et septiques, qui entraînent la mort en quelques jours, et quelquefois seulement au bout de plusieurs semaines; 3° par le développement de la rage, qui se montre après une période d'incubation assez longue, qui s'accompagne de paralysie et dure de un à trois, quatre et parfois cinq jours. Dans les expériences à entreprendre, et surtout, quand on aura recours à l'inoculation pour établir le diagnostic des cas douteux, il faudra s'adresser à un produit moins impur et plus fidèle que la bave, afin d'obtenir des résultats plus sûrs, plus clairs et plus démonstratifs.

On a affirmé que les autres produits de sécrétion et d'excrétion sont virulents. Pourtant Renault n'a pas réussi à faire naître la rage en inoculant l'urine, les différentes sérosités, le mucus des animaux enragés. J'ai de mon côté inoculé, sans résultat positif, l'humeur aqueuse de l'œil, le suc de la glande lacrymale, celui du pancréas, celui des ganglions pharyngiens; dans une expérience j'ai vu mourir trois animaux, qui avaient été inoculés avec la chassie d'un lapin enragé, mais M. Ladague n'a pas transmis la rage en inoculant les larmes de bovins enragés. Pour me rendre compte si la manipulation des matières contenues dans l'estomac, qui ont entraîné avec elles de la bave, offrait quelque danger, je les ai soumises à la pression ainsi que la muqueuse stomacale d'un chien qui venait d'être sacrifié en pleine rage et j'ai inoculé à plusieurs animaux le produit ainsi obtenu; le résultat a été encore négatif; M. Ladague a pareillement obtenu des résultats négatifs en inoculant le mucus intestinal et la bile de bovins enragés. J'ai hâte d'ajouter que les faits que je viens de signaler ne sont pas assez nombreux pour permettre une conclusion définitive et qu'il y a lieu de se livrer à de nouvelles recherches sur le point en question comme sur bien d'autres. Relativement au sperme et au lait, qui sont également des produits de sécrétion, on a des données plus nombreuses et plus importantes, notamment en ce qui concerne le lait. — On a cité le cas d'une femme qui serait devenue enragée, pour avoir cohabité avec son mari le jour où il avait été mordu ; mais les faits de ce genre laissent la question sans solution, car si réellement il y a eu transmission on peut accuser tout autre mode que les rapports sexuels. D'ailleurs on cite le cas de femmes ayant continué leurs rapports sexuels avec des hommes, qui avaient été mordus, jusqu'à l'éclosion de la maladie, sans devenir hydrophobes. Bien plus, on peut lire, à propos de

la rage de l'homme, qu'on a eu vu un individu ac-
complir un grand nombre de fois l'acte du coït pendant le cours de la maladie; et pourtant il n'est pas
dit que la femme ait contracté l'affection. Enfin j'ai,
à plusieurs reprises et tout dernièrement encore,
inoculé à des lapins par injection hypodermique
le produit obtenu en exprimant les testicules de
chiens enragés, et la rage ne s'est pas développée. Il me semble donc qu'il n'y a pas lieu
d'imiter M. Peuch, qui prétend qu'on doit considérer comme suspectes les vaches, qui ont été
saillies par un taureau chez lequel la maladie est en
incubation. (Voir pourtant ci-après le fait relaté par
M. Mathieu.) — Quant au lait, malgré une certaine
contradiction apparente entre les faits, il ne semble
pas non plus virulent, ni pendant la maladie ni pendant la période d'incubation. Delafond a relaté un
fait emprunté à Baudot, dans lequel il s'agit du
père, de la mère, des enfants et d'autres personnes
étrangères à la famille, qui devinrent enragés pour
avoir bu du lait de vache enragée; le père et un
des enfants guérirent; la mère, quatre enfants et
six autres personnes moururent. Ce fait ne saurait être pris en sérieuse considération, à cause
de la guérison de deux des malades, car on ne
voit pas ordinairement la maladie guérir dans cette
proportion. Fleming a rapporté le cas d'une né-
gresse, qui, devenue enragée à la suite d'une morsure de chien hydrophobe, aurait transmis la maladie à l'enfant qu'elle allaitait; mais dans ce cas,
à supposer que l'enfant ait contracté véritablement
la rage, ce qui est fort douteux attendu qu'il mourut très rapidement et avant sa nourrice, la maladie pouvait fort bien lui avoir été transmise par la
salive que celle-ci déposait involontairement sur sa
figure en le caressant, en l'embrassant. On a éga-

lement vu devenir enragés des chiens, qui avaient été allaités par une mère hydrophobe; mais, ici encore, on peut accuser les lèchements et les morsures que la chienne a prodigués à ses petits. En sorte que les faits cités, pour démontrer la virulence du lait, n'ont pas une valeur sérieuse. Par contre de nombreux faits ont été observés, dans lesquels le lait de femelles enragées n'a produit aucun accident. On est généralement d'accord pour admettre que la femme enragée ne transmet pas, à l'enfant qu'elle allaite, la rage dont elle est atteinte, et cette opinion est basée sur les faits qui ont été observés. Baudot cite le cas d'un enfant, qui a pris impunément le lait d'une vache enragée, et celui d'un autre enfant, qui fut allaité sans conséquences fâcheuses par une chèvre jusqu'au jour où elle fut reconnue enragée. On a vu des personnes se nourrir plus d'un mois avec le lait de vaches mordues, qui devenaient ensuite enragées, et on n'a signalé aucun cas de transmission. Gellé a vu plusieurs personnes boire du lait d'une vache enragée, pendant toute sa maladie, sans accidents. Baudot a constaté plusieurs fois l'innocuité du lait et du beurre de vaches enragées sur des familles entières. De nombreuses personnes ont, à des époques diverses, bu, sans le savoir et sans être incommodées, du lait de vaches mordues ou enragées. Baumgarten et Valentin en Allemagne, et Renault en France, ont démontré expérimentalement l'innocuité du lait. Renault a observé plus d'un an des chiens, qui avaient tété leur mère enragée avant et pendant la maladie; il a également observé pendant deux ans un chevreau, qui avait été allaité par sa mère en pleine rage; et il n'a vu la maladie apparaître sur aucun de ces animaux. Enfin on a vu, non seulement des personnes rester indemnes après avoir bu du lait de vache, de chèvre, de brebis mordues et tirées jusqu'au moment de l'apparition des premiers symptômes de la maladie, mais même des veaux élevés avec du lait de vache enragée, sans contracter la maladie. Il n'y a pas bien longtemps encore que M. Reul, de l'École de Bruxelles, a vu trois chiens prendre impunément le lait de vaches enragées. Malheureusement tous ces faits, bien que nombreux et observés un peu partout, ne sont pas de nature à établir que la virulence n'existe pas dans le lait, ils démontrent que l'ingestion de ce produit n'a pas occasionné des cas de transmission et rien de plus. Or, quand on songe que l'ingestion d'une matière très virulente, telle que la bave, peut n'offrir parfois aucun danger, on se demande si le lait ne contiendrait pas des germes morbigènes, qui, restant sans effet, quand ils sont introduits dans les voies digestives, pourraient produire la maladie s'ils étaient placés dans de meilleures conditions pour être absorbés. Il fallait donc vérifier les propriétés du lait en procédant autrement que par la méthode qui avait été adoptée ; c'est ce que j'ai fait. J'ai inoculé par injection hypodermique et à doses massives le lait d'une chienne enragée à quatre lapins, qui n'en ont été nullement incommodés. M. Ladague a aussi constaté par l'inoculation la non virulence du lait de vaches enragées. Il est donc exact de dire, jusqu'à démonstration contraire, que le lait des femelles atteintes de rage ne semble virulent, ni pendant la période d'incubation, ni pendant le cours de la maladie.

Puisque les lésions primordiales de la rage se produisent dans les centres nerveux, il était tout indiqué de rechercher si le virus existe dans les nerfs, dans la moelle, dans la moelle allongée, dans le cerveau, dans le cervelet et dans le liquide céphalorachidien. Rossi de Turin avait obtenu la rage, en

insérant sous la peau d'un chien un fragment de
nerf de la cuisse extrait d'un chat enragé ; mais des
expériences analogues, faites en Allemagne par Hertwig, étaient restées sans résultats. J'avais de mon
côté, pour vérifier la théorie de M. Duboué, qui prétend que le virus rabique se rend aux centres nerveux en cheminant à travers le cylindre axe des nerfs,
inoculé plusieurs fois le produit des nerfs de la langue, celui de la moelle allongée, celui de la protubérance, celui du cerveau et celui de la moelle ; je
n'avais pas obtenu des résultats positifs, probablement parce que je m'étais adressé à des animaux
qu'on avait sacrifiés trop tôt ou qu'on avait sans
doute considérés comme enragés alors qu'ils ne l'é-
taient réellement pas ; j'avais en effet recueilli la
matière d'inoculation sur des cadavres de chiens tués
en ville par la police et transportés à l'École vétérinaire pour qu'on en fît l'autopsie. M. Pasteur a transmis la rage en inoculant le bulbe rachidien, la portion frontale d'un hémisphère cérébral, le liquide
céphalo-rachidien, la moelle, les nerfs pneumogastrique et sciatiques ; il a reconnu que le bulbe rachi
dien de l'homme et des animaux morts enragés contient toujours le virus ainsi que toutes ou diverses
parties de l'encéphale et de la moelle ; il a constaté
que le virus rabique pouvait exister dans le liquide
céphalo-rachidien, qui cependant ne le contient pas
toujours, et qui peut donner la rage lors même qu'il
a une apparence limpide, tandis qu'il peut ne pas la
faire apparaître quand il est opalescent ; il a reconnu
d'ailleurs que la virulence peut ne pas apparaître simultanément dans les diverses parties des centres
nerveux, qu'elle peut exister dans certaines parties
de la moelle, en cas de rage paralytique, avant de
se montrer dans le bulbe, qu'elle peut enfin se con-
centrer plus particulièrement dans telle ou telle

partie de l'encéphale, qu'elle existe sûrement dans
les centres nerveux de l'animal mort de rage et notamment dans la moelle allongée, qu'elle peut n'être
pas arrivée au cerveau ni au bulbe quand les animaux sont sacrifiés dans le cours de la rage. Tous
les expérimentateurs ont pareillement, à la suite de
M. Pasteur, constaté la virulence de la moelle et de
l'encéphale des animaux enragés. Ainsi donc il est
aujourd'hui parfaitement démontré que la virulence
existe dans l'encéphale, dans la moelle et dans les
nerfs. « Tout le système nerveux, du centre à la
périphérie, est donc susceptible de cultiver le virus
rabique. On se rend compte de la surexcitation nerveuse, qui se manifeste dans une foule de cas de
rage, et qu'on voit se traduire si souvent chez
l'homme par l'étrange symptôme de l'aérophobie. »
(Pasteur). Le virus semble se porter sur le cerveau,
la moelle allongée, etc., sur les centres nerveux en
un mot, et la diversité des manifestations rabiques
tient, avons-nous vu, à ses localisations dans l'encéphale et dans la moelle; mais il y a aussi, semble-t-il,
irradiation de la virulence des centres nerveux par
les nerfs, ainsi que le supposait M. Duboué dans
sa théorie sur l'action du contage rabique. Contrairement à la bave, qui, bien que virulente, est un mélange chargé d'impuretés, la matière des centres nerveux
contient le virus à l'état de pureté; aussi est-ce là
qu'il faudra le puiser quand on voudra faire des
expériences, et surtout quand il s'agira de recourir
à l'inoculation pour établir le diagnostic des cas
douteux, tout en ne perdant jamais de vue que certaines portions des centres nerveux peuvent seules,
à l'exclusion des autres, être virulentes, quand la
maladie n'était pas arrivée à une phase assez avancée. Enfin il découle de ce qui précède, qu'on ne
saurait être trop prudent en pratiquant l'autopsie

des centres nerveux, afin d'éviter toute inoculation soit par les plaies ou excoriations existantes, soit par les piqûres que l'on peut se faire avec les instruments ou avec les os.

Le sang et la chair des animaux atteints de la rage sont-ils virulents? Hertwig et Roll ont affirmé que le sang était virulent; Virchow semble admettre que le virus est surtout dans le sang des jugulaires et des cavités droites du cœur, et il appelle l'attention sur des cas où la rage aurait été transmise par les instruments, qui avaient servi pour ventouser ou saigner des hydrophobes, voire même par des épées teintes de sang desséché de chien enragé. D'ailleurs on a relaté certains faits d'observation qui ne semblent pouvoir être compris que si l'on admet que la virulence peut exister au moins à certains moments dans le sang. Ainsi Canillac a rapporté le cas d'une vache, qui, mordue pendant la gestation par un chien enragé, devint malade à son tour quarante jours après et donna pendant sa maladie un veau, qui fut pris de la même affection trois jours après sa naissance; on a bien soutenu que le jeune animal avait été léché par sa mère et que la rage avait pu lui être transmise de la sorte ou par la litière, sur laquelle il était couché et que la vache avait souillée de sa bave; mais j'estime, vu la briéveté de l'incubation après la naissance, qu'il s'agit bien là d'un cas de contagion intra-utérine; le fœtus, qui faisait en quelque sorte corps avec sa mère au moment où celle-ci fut contaminée, participa à la distribution des germes; quand le sang de la victime les dissémina dans les centres nerveux, ceux du fœtus comme ceux de la mère, en reçurent leur part, le placenta ne les ayant pas arrêtés au passage. On aurait également vu une vache, qui, mordue à la fin de la gestation, resta indemne, alors que son veau devint enragé quinze jours après sa naissance. A côté de ces faits s'en placent d'autres, dont la signification est moins précise peut-être, mais dont certains ont pourtant une réelle importance. M. Mathieu cite le cas d'une chienne, qui, couverte par un chien chez lequel la rage était en incubation, aurait donné le jour à quatre petits avant de devenir enragée; trois d'entre eux furent sacrifiés en même temps que la mère, quand le père devint enragé, et le quatrième fut plus tard reconnu hydrophobe. Ainsi un mâle, au commencement de la période d'incubation de la rage, aurait transmis cette affection à un de ses petits; la mère, contaminée par le sperme du mâle, aurait transmis par son sang le contage à son produit. Ce fait démontrerait, s'il était bien authentique, que le virus existe dans la sécrétion des organes génitaux, qu'il peut être transmis par le coït du mâle à la femelle pendant la période d'incubation, et que la mère peut par son sang contaminer à son tour son fœtus; malheureusement le cas, dont il s'agit, n'est point relaté avec des détails assez précis, et l'on peut se demander si le jeune chien, qui est mort d'une affection analogue à la rage, était réellement enragé et s'il n'avait pas été contaminé autrement que par le sang de sa mère. M. Mathieu cite encore le cas de vaches, qui avortent pendant la période d'incubation de la rage; et il y a lieu de se demander si cet accident n'est pas dû à la maladie du fœtus, chez lequel elle évoluerait plus rapidement. Marochetti parle d'un cas qui tient du merveilleux et qui à ce titre est plus que suspect : il s'agit d'une chienne, qui, mordue pendant la gestation, ne devint point malade, mais donna naissance à six petits, qui à l'âge d'un an devinrent tous enragés le même jour. On cite encore le cas d'un élève de l'école de Copenhague, qui, en pratiquant une autopsie, s'inocula la rage ; mais ce fait ne prouve pas absolument en faveur de la virulence du sang, car la salive ou la matière des centres nerveux avait pu être absorbée aussi bien. M. Gibier affirme, d'après ses expériences sur de petits animaux, que la rage peut se transmettre de la mère au fœtus. Des inoculations faites avec le sang ont donné ou semblé donner des résultats positifs entre les mains de certains expérimentateurs. Eckel de Vienne a obtenu chez le mouton une maladie mortelle à nature mal déterminée, mais ayant de l'analogie avec la rage, en lui inoculant le sang d'un bouc enragé ; il a vu mourir enragé soixante-deux jours après avoir été inoculé avec le sang d'un homme hydrophobe, un chien qu'il avait inoculé quatre mois auparavant avec la bave d'un goret atteint de rage ; il est impossible de tirer une conclusion quelconque de pareils faits. M. Lafosse de Toulouse ayant inoculé le sang d'un chien enragé à trois autres animaux de la même espèce, en a vu mourir un le trente-sixième jour après onze jours d'une maladie mal déterminée ayant quelque analogie avec la rage. F. Lussona dit avoir obtenu la rage chez le chien en lui injectant dans les veines le sang d'un homme hydrophobe. Enfin M. Pasteur a obtenu la rage chez le chien en lui inoculant le sang d'un lapin mort de la maladie. Tels sont les principaux faits qu'on peut invoquer pour établir la virulence du sang. A côté de ceux-là il en est une série de tout à fait contraires. En médecine humaine on ne croit pas à la virulence du sang des personnes hydrophobes ; on ne croit pas à la transmission de la maladie par le sang de la mère pendant la vie intra-utérine de l'enfant ; on cite le cas d'une femme qui accoucha deux jours avant l'apparition de la rage et dont l'enfant vécut sans présenter ultérieurement aucun symptôme d'hydrophobie. Berthold, Breschet, Magendie, Dupuytren, Renault, Jolly, n'ont jamais obtenu la rage dans leurs expériences avec le sang des animaux enragés; on a pu faire ingérer, inoculer, et transfuser même, sans résultat, à un animal le sang d'un autre animal atteint de la rage. J'ai à mon tour pratiqué de très nombreuses inoculations avec le sang des chiens enragés; je l'ai recueilli sur les malades encore vivants ou sur des cadavres et je l'ai inoculé de différentes manières, par piqûres, par injection hypodermique, etc., jamais je n'ai réussi à transmettre la rage. M. P. Bert, ayant « opéré d'un chien en pleine rage furieuse à un chien sain, la transfusion réciproque de la totalité du sang » et ayant gardé le chien sain « pendant près d'une année », n'a pas vu apparaître la maladie; et le chien enragé a semblé éprouver une amélioration dans son état. M. Pasteur, qui a réussi à inoculer une fois la rage au chien, en se servant du sang du lapin, et qui a d'ailleurs constaté cette virulence dans d'autres conditions, si on en juge par le passage suivant que l'on lit dans une de ses communications « Par des inoculations de sang d'animaux rabiques... je suis arrivé à simplifier beaucoup les opérations de la vaccination... » M. Pasteur, dis-je, ayant fait des expériences plus nombreuses que M. Gibier, en vue de vérifier si la transmission intra-utérine de la rage par le sang de la mère s'effectuait de celle-ci au fœtus, n'a obtenu que des résultats entièrement négatifs. Enfin M. Liard a observé dernièrement le fait suivant : Une jument pleine de cinq à six mois, ayant été mordue par un chien enragé, devint elle-même enragée huit mois après, et le poulain, qu'elle avait mis au jour avant l'éclosion de la rage, ne devint pas malade. M. Nocard, de son côté, n'a jamais pu inoculer la rage avec le sang; et M. Ladague n'a

pas non plus réussi à la faire naître avec le sang
d'animaux bovins enragés. Que conclure de ces faits
en apparence contradictoires, sinon que le sang des
animaux enragés et celui des personnes hydrophobes ne contiennent le virus qu'à certains moments,
tandis que le plus souvent pendant le cours de la
maladie la virulence semble localisée ailleurs, dans
les centres nerveux surtout.

La viande étant toujours plus ou moins imprégnée
de sang, il faut admettre que ce qui vient d'être dit
à propos de ce dernier doit s'appliquer à celle-là.
Voici néanmoins les données particulières, qui ont
été recueillies sur la nocuité ou l'innocuité de la
viande des animaux enragés. On a vu plus d'une
fois des personnes manger impunément de la chair
d'animaux atteints de la rage; de nombreux faits
démontrent que la viande des animaux enragés n'est
pas dangereuse; elle a été consommée assez souvent,
après la cuisson, il est vrai, sans qu'on ait jamais
observé aucun accident, car il faut considérer
comme une fable le fait d'avoir vu la rage se déclarer sur des personnes, qui avaient consommé de la
chair cuite d'animal enragé. Mais la viande crue aurait donné la maladie dans des circonstances excep-
tionnelles; Gohier observa deux fois la rage sur des
chiens, à qui il avait fait ingérer de la viande d'animaux atteints de la maladie; cependant il y a lieu
de faire des réserves au sujet de ces deux cas, attendu que les deux chiens, qui devinrent enragés
l'un en 19 et l'autre en 70 jours, pouvaient avoir
été mordus antérieurement. M. Lafosse, ayant fait
manger de la chair crue d'animal enragé à huit
chiens et à une brebis, vit mourir au bout de cent
cinquante jours un des chiens d'une maladie, qui était
peut-être une des formes de la rage, mais dont la
nature n'a pas été déterminée exactement. On invo-

que encore à l'appui, pour établir que la chair est virulente, le fait cité plus haut de l'élève de l'École
vétérinaire de Copenhague qui contracta la rage en
pratiquant une autopsie, et cet autre fait d'un ana-
tomiste qui fut atteint de la maladie après s'être
blessé en faisant une dissection ; nous savons déjà
comment il faut interpréter les faits de ce genre. Delafond et **Renault** n'ont jamais provoqué l'affection
en faisant ingérer de la chair crue d'animaux enragés : le premier a vu un chien manger impunément
la langue d'un cheval enragé ; le second a donné à
des chiens, à des moutons et à des chevaux, la bave,
le mucus buccal, le sang, la chair crue d'animaux
enragés et jamais il n'a réussi à transmettre la rage
par ingestion. M. Decroix a ingéré, dit-on, de la viande
crue d'animal enragé trempée dans la bave, sans en
éprouver aucun malaise. M. Bourrel a fait manger
plusieurs fois à des animaux de la viande de chien
enragé sans voir se produire aucun cas d'inoculation.
M. Thouvenin de Pont-à-Mousson, pour rassurer des
personnes, qui avaient mangé de la viande de vache
enragée, prit lui-même en guise de bifteck saignant
un morceau de viande extrait du cadavre d'une autre bête, qui venait de succomber à la rage, et il n'en
éprouva non plus aucun malaise. M. Reul de
Bruxelles a fait manger pendant trois jours de la
chair de vache enragée à deux chiens, qui ne sont
pas pour cela devenus malades. D'après Delafond,
Renault, Reynal, Decroix, etc., la viande des animaux
enragés ne serait pas virulente, ou, si elle l'était,
son virus serait annihilé par les sucs digestifs.

On s'accorde généralement pour admettre que le
virus n'est entraîné ni par la sueur, ni par l'air ex-
piré ; mais il serait à désirer cependant que des
expériences fussent faites à cet égard. Quoi qu'il en
soit, on n'a jamais vu la maladie se propager par

l'intermédiaire de l'un ou de l'autre de ces agents. On s'est enfin demandé avec raison si la virulence existe pendant la période d'incubation et si notamment la maladie peut être transmise par le sperme du mâle et par le sang de la mère ; la réponse à cette double question se tire des faits qui ont été cités plus haut et desquels il est permis de conclure que, si le virus existe pendant l'incubation, la maladie n'est ordinairement pas transmise (sauf de très rares exceptions) par contagion coïtale pas plus que par contagion intra-utérine.

Nature, Caractères, Mode d'action du virus rabique. — Le virus rabique est encore incomplètement connu dans sa nature intime ; il est bien à peu près démontré que la rage est causée par un microbe spécial, mais l'isolement et l'étude de ce microorganisme laissent dans l'obscurité pour le moment la solution de certaines questions que soulèvent son existence et son mode d'action. Hallier, dès 1872, avait signalé dans le sang des animaux rabiques un organisme spécial. Klebs admettait la nature parasitaire des éléments granuliformes qui abondent dans les centres nerveux. M. P. Bert, en filtrant sur du plâtre la salive rabique, avait reconnu que la partie liquide n'était pas virulente, tandis que l'inoculation du résidu retenu sur le filtre donnait la rage. M. Nocard avait aussi séparé la partie liquide de la bave et l'avait trouvée inactive, alors que la partie solide provoquait la maladie. Le professeur Rivolta a répété cette expérience avec de la matière rabique des centres nerveux ; ayant dilué la moitié du bulbe rachidien d'un lapin enragé dans de l'eau distillée et stérilisée, il a passé le mélange à travers un filtre en porcelaine ; l'inoculation de la matière restée sur le filtre a donné la rage, tandis que celle du liquide qui l'avait traversé est demeurée sans résultats.

J'avais de mon côté dès 1880 constaté la présence de microorganismes, sous forme de granulations isolées ou géminées, dans les glandules linguales d'abord, et ensuite dans la substance cérébrale des chiens enragés. J'avais isolé ces granulations en 1880 au moyen de cultures faites dans l'humeur aqueuse, mais leur inoculation n'avait pas fait naître la rage; plus tard, et à diverses reprises, en 1882-83-84-85, j'avais fait de nouvelles cultures, en me servant de bouillon de cerveau de chien ou de chat comme milieu, et en puisant la semence dans les centres nerveux d'animaux rabiques; j'avais inoculé, après huitaine, le produit de mes cultures à des cobayes et à des lapins sans leur conférer l'immunité contre les inoculations de virus normal et sans les rendre malades. N'était-ce pas là le microbe de la rage atténué par la culture au point de ne plus provoquer la maladie ? — M. Ch. Bouchard et M. Doléris ont aussi isolé des microbes et les ont inoculés à des animaux, sans démontrer que leurs sujets d'expérience mouraient de la rage. M. Gibier, ayant observé des microorganismes isolés, géminés ou réunis en amas, arrondis sous forme de granulations ou de microcoques, immobiles quand ils sont emprisonnés dans la substance cérébrale ou médullaire, mobiles quand ils flottent dans le liquide céphalo-rachidien, a considéré la présence de ces éléments comme un signe de rage, et leur a attribué le rôle d'agents pathogènes. « Ces granulations, dit-il, en général peu abondantes dans le liquide ventriculaire, sont souvent reliées deux à deux et unies par un filament plus ou moins long et très mince à sa partie moyenne. Lorsque les granulations sont isolées, quelques-unes d'entr'elles paraissent munies d'un cil. Cette disposition est sans doute due à la rupture du filament. La granulation, munie de cet appendice, est légèrement mobile et présente la forme d'un clou, dont la tête serait arrondie et la pointe courte et fine. Dans le plus grand nombre de ces organismes, l'œil ne perçoit que la granulation. Cette disposition se retrouve dans la substance cérébrale, où des éléments peuvent être mis en évidence au moyen de certains réactifs histochimiques colorants, sur des coupes très fines de bulbe par exemple. Le volume de ces éléments que nous n'avons jamais rencontrés sur des animaux sains, en nous plaçant dans des conditions identiques, peut être évalué au vingtième d'un globule rouge... La certitude scientifique nous manque pour affirmer qu'il s'agit là du microbe de la rage, puisque nous ne l'avons pas encore isolé et cultivé ; mais nous pensons que la présence constante de cet élément figuré chez les animaux morts de rage constitue une grande probabilité et mérite d'être prise en considération. » Ainsi s'exprimait M. Gibier sur sa découverte du microbe rabique, qui serait un micrococque. M. Pasteur n'a pas réussi d'une manière certaine jusqu'à présent à cultiver et à isoler le microbe rabique, soit en employant comme milieu de culture le liquide céphalo-rachidien, soit en se servant d'autres substances et même de la moelle d'animaux sains. Cependant il a affirmé qu'on peut, par l'examen microscopique de la substance du bulbe, reconnaître s'il provient d'un animal rabique, à cause des nombreuses granulations punctiformes, qu'on y rencontre, et qui ne ressemblent pas par leur petitesse aux granulations moins nombreuses d'ailleurs et plus volumineuses, qu'on trouve dans le bulbe d'un animal non rabique. Il a pu cependant isoler ces éléments en injectant dans les veines d'un animal enragé, « au moment où l'asphyxie commence, du virus pur emprunté au bulbe d'un animal mort de rage ; en quelques heures, soit

que les éléments normaux de la matière nerveuse se
fixent dans les capillaires, ou que plutôt le sang
les digère, il ne reste dans ce dernier fluide que les
granulations infiniment petites dont nous venons de
parler ; en outre, dans ces conditions toutes particulières, on peut les rendre colorables aisément par
les couleurs dérivées de l'aniline ; nous n'avons pas
encore les preuves définitives que ces granulations
soient bien le microbe rabique ; nous sommes occupés à les réunir. » A la suite de cette communication de M. Pasteur sur les granulations rabiques,
M. Béchamp vint soutenir que ce n'étaient là que
des microzymas morbides, autrement dit des granulations moléculaires devenues virulentes sans
changer morphologiquement.

M. Hermann Fol de Genève a également trouvé
dans la moelle rabique certains éléments qui n'existent pas dans la moelle non rabique ; il les a colorés
dans des coupes très minces et les a reconnus comme
étant des microcoques ; il les a cultivés et a vu se
former dans ses cultures un léger nuage qui ensuite
tombe au fond dès le 4e jour ; il a inoculé ce dépôt
et a obtenu quelquefois une rage bien caractérisée,
précédée toutefois d'une incubation plus longue ;
avec les cultures datant de plus de 6 jours, il n'a pas
fait développer la maladie. Pour colorer le microbe
de la rage, M. H. Fol procède de la manière suivante:
la moelle rabique est durcie dans le bichromate de
potasse et le sulfate de cuivre ; les coupes sont colorées avec une solution d'hématoxyline à 1 pour 90
d'eau et 10 d'alcool, puis décolorées avec une solution
de 2,5 de ferrocyanure de potassium et de 2 de borax
dans 100 d'eau ; elles sont ensuite montées dans le
baume, et en les examinant M. Fol a vu des groupes
d'éléments granuliformes colorés en violet dans les
lacunes de la névroglie, entre les cylindre-axes et

leur gaîne, etc. En traitant le dépôt d'une culture desséchée sur une lamelle par le bichromate de potasse (solution précédente), en le colorant ensuite par le violet de méthyl et le décolorant comme les coupes, il a pu voir les mêmes microcoques que sur celles-ci. — M. Rivolta, de Pise a, à son tour, signalé la présence constante d'un microbe spécial dans la rage, en procédant de la façon suivante : Des coupes très minces, faites sur des fragments de centres nerveux durcis dans l'alcool, sont placées dans le chloroforme pendant 24 heures, pour être remises dans l'alcool, ensuite laissées 5 ou 6 heures dans un mélange composé de 10 parties d'une solution aqueuse de potasse caustique à 10 p. 100, de 3 parties d'eau distillée et de 3 parties de glycérine, puis plongées quelques minutes dans une solution de bleu de méthylène, enfin lavées à l'eau distillée, séchées sur la lame porte-objet à une douce chaleur et montées dans le baume dissous avec le chloroforme. La préparation ainsi faite offre une coloration diffuse ; mais on décolore le tissu, tout en laissant les microbes colorés, quand on chauffe deux ou trois fois à la flamme d'une lampe à alcool la lame porte-objet de façon à amener le baume à ébullition ; on laisse refroidir, et les microbes apparaissent d'un beau bleu sur un fond presque incolore, ils sont sous forme de granulations rondes ou ovales, isolés ou réunis en chaînettes ; ils sont abondants dans le bulbe, dans la moelle, moins nombreux dans les hemisphères ; ils existent aussi dans l'épithélium de la parotide ; ils sont rares dans les reins et la rate, mais nombreux dans le foie, dans les cellules hépatiques. — MM. Cornil et Babès n'ont pas réussi « à voir les microcoques par le procédé de Fol ». M. Babès a rencontré dans le cerveau et la moelle rabiques un microbe arrondi, qui se cultive « sur le sérum sanguin à 37° et sur la gélatine additionnée de bouillon de cerveau de lapin. Les cultures se développent lentement. Elles se présentent sous la forme d'une tache mince, grise, au bout de quelques jours. La culture pure, en deuxième et même en troisième génération, inoculée aux animaux, leur donne la rage. Ce microbe se colore très mal par n'importe quel procédé, excepté par la méthode de Gram (consistant : à placer les préparations, déjà colorées, pendant quelques minutes dans la solution suivante, iode 1 gr. + iodure de potassium 2 gr. + eau distillée 300 gr.; à les décolorer ensuite par l'alcool pur, à les traiter par l'essence de girofle et à les monter dans le baume) à condition de laisser les préparations plus longtemps que d'ordinaire dans le bain colorant. Les microbes siègent surtout à la surface du cerveau, dans les cellules qui renferment souvent aussi des granulations graisseuses et protéiques....... Ce microbe est très brillant et forme ordinairement des colonies denses et plates. Il résiste aux acides et aux bases. Il se présente sous la forme de diplococci ou de corps ovoïdes, souvent avec une strie transversale en leur milieu. » (Cornil et Babès).

Nous avons vu que l'on peut passer d'une forme de la rage à l'autre ; le virus est conséquemment le même dans les diverses formes. Il est transmis par l'intermédiaire de la bave, et il ne semble pas entrer en suspension dans l'air. Bien qu'on ait cru souvent à la destruction rapide de la virulence des matières rabiques, bien qu'on ait invoqué, à l'appui de cette croyance, l'absence d'effets constatée fréquemment à la suite de blessures faites pendant les autopsies d'animaux enragés, ainsi que l'immunité des écorcheurs et le résultat de certaines expériences tendant à prouver que le virus rabique perd rapidement ses propriétés, il y a lieu de se montrer aujour-

d'hui moins optimiste ; le virus rabique se conserve
un certain temps, et il se conserve d'autant plus
sûrement que la température est plus basse.Si l'on en
croyait des relations plus ou moins sûres, on aurait
vu des personnes contracter la rage pour s'être ser-
vies de linge mouillé de bave de chien enragé, on
aurait vu aussi des chevaux, des chèvres et des moutons contracter la maladie en mangeant de la paille
souillée par un chien hydrophobe. Une couturière
aurait, d'après Cœlius Aurélianus, pris le germe de
l'affection en se servant de ses dents pour découdre
le manteau d'un homme mort de la rage. La maladie aurait été produite par une piqûre faite avec un
couteau de chasse, qui avait servi plusieurs années
avant pour tuer un chien enragé. Si certains des
faits qui précèdent méritent peu de créance, il n'en
est pas de même de ceux qui suivent. D'après Bou-
din et Hertwig, le virus rabique, recueilli sur le cadavre, aurait produit la maladie vingt-quatre heures
après la mort. J'ai trouvé la matière rabique virulente le lendemain de la mort, après vingt-quatre
heures, quarante-huit et soixante-quinze heures de
conservation dans l'eau ; enfin je l'ai inoculée fructueusement une fois sur le cochon d'Inde après l'a-
voir conservée pendant dix jours dans une cellule
recouverte d'une lamelle. M. Pasteur a été plus loin
dans cette voie ; il a démontré que la virulence persiste dans le cerveau et la moelle pendant des semaines, pendant trois semaines quand la putréfaction
est empêchée par une température de 0° à 12 degrés ;
il a constaté la virulence, au bout de trois semaines
et un mois pendant l'été, de la matière enfermée pure
dans des tubes scellés. D'après M. Gibier, un cerveau rabique, mis à l'abri de l'air et maintenu à la
température de — 5°, aurait conservé sa virulence au
moins 32 jours, tandis qu'au contact de l'air pur et à

la même température il diminuerait d'abord de virulence et la perdrait beaucoup plus vite. Enfin,
M. Pasteur a pu conserver avec leur virulence des
moelles de lapins durant plusieurs mois, en les plaçant dans l'acide carbonique et en les préservant
des microbes étrangers. Malgré les connaissances
déjà acquises, il reste encore des recherches à faire
sur la conservabilité du virus rabique dans l'eau, à
la surface des corps solides, etc.

La résistance du contage rabique, la longueur et
la variabilité de la période d'incubation, qui implique
une prolifération dans l'organisme avant l'éclosion
de la maladie, laissent croire ou forcent à penser,
comme les découvertes précédemment relatées, que
la virulence est due à des germes, à des microbes.
L'incubation, nous le verrons dans la suite, est plus
courte quand l'inoculation est faite sur des individus
à nutrition active et dans des tissus très vasculaires ;
ainsi le mode d'action du virus semble bien être tel
que Polli et d'autres l'avaient supposé. La matière
déposée dans la morsure contient des germes, qui se
développent sur place, envahissent le sang et se lo-
calisent ensuite dans les centres nerveux, sur lesquels ils agissent à la façon d'un poison, parce qu'ils
déterminent en réalité la formation d'une substance
toxique, ainsi que mes expériences le laisseraient
penser. J'ai en effet obtenu des symptômes nerveux
et la mort au bout d'un jour chez deux moutons, à
qui j'avais injecté en quantité considérable dans le
péritoine, le produit obtenu en exprimant la matière
des centres nerveux d'un chien enragé sacrifié pour
cette expérience ; la salive de ces moutons inoculée
à des lapins ne leur a pas transmis la rage. Du reste
la salive de l'homme et celle des animaux, de même
que le venin des serpents, contiennent des substances toxiques, ainsi que M. A. Gauthier l'a établi ; de

la sorte on s'explique la mort occasionnée rapidement chez certains individus mordus par des chiens devenus subitement furieux et revenus ensuite à leur état normal ; il s'agit évidemment d'un empoisonnement dû aux substances toxiques (ptomaïnes) renfermées dans la salive et non de la rage que l'animal n'avait probablement pas, puisqu'il s'est rétabli, et qui a généralement une incubation d'une certaine durée. Du reste la salive peut être plus ou moins riche en alcaloïdes toxiques et devenir plus ou moins nuisible suivant les moments (plus nuisible à jeun), suivant le plus ou moins de surexcitation de l'individu qui la sécrète. En vertu même des considérations qui précèdent, il y a lieu d'admettre que la virulence existe non seulement quand les premiers symptômes de la maladie se montrent, mais même avant leur apparition. On cite d'ailleurs d'assez nombreux cas de rage observée chez l'homme, à la suite de morsures faites par des chiens, qui n'ont présenté les signes de la maladie qu'après avoir mordu ; d'après un relevé de Thamhayn, il existerait dix-neuf cas de rage survenue chez l'homme dans les conditions que nous venons d'indiquer.

Mode de transmission de la rage. — Fréquence de la maladie à la suite des morsures. — Absorption du virus rabique. — Chez les divers animaux, comme chez l'homme, la rage est toujours le résultat d'une contamination par inoculation, c'est-à-dire par morsure, qui réalise l'inoculation, ou par lèchement et imprégnation de bave rabique d'une surface absorbante, telle qu'une excoriation, une éraillure, une plaie quelconque. L'homme reçoit ordinairement le germe rabique par la morsure d'un chien, d'un chat, d'un loup enragés, et quelquefois par le lèchement de l'animal hydrophobe sur une région où se trouve une plaie ; c'est ainsi en effet qu'on l'a vu devenir enragé pour avoir été léché sur une dartre des lèvres par un chien hydrophobe ; l'animal enragé peut aussi transmettre la maladie en égratignant avec ses griffes souillées de bave ; enfin, on a observé des cas de transmission chez l'homme, ainsi que nous l'avons déjà vu plus haut, à la suite d'inoculations qu'il s'était faites en pratiquant des autopsies d'animaux enragés. Les animaux sont ordinairement, on peut même dire presque toujours, contaminés par des morsures qu'ils reçoivent d'autres animaux enragés ; le lèchement peut aussi, chez eux comme chez l'homme, avoir pour résultat d'imprégner de virus une surface absorbante. Il faut donc, pour qu'il y ait transmission de la rage, que le virus soit mis en contact avec des tissus absorbants, tels que celui d'une plaie, d'une morsure, d'une surface dénudée ; cependant M. Bourrel pense que le simple lèchement des parties dénudées d'épiderme donne rarement la rage ; il faut une morsure, une plaie, une piqûre, une éraillure, car la peau intacte de l'homme et des animaux ne se prêterait pas à la pénétration du virus. Le contage rabique n'entrant pas en suspension dans l'air, le malade ne dégageant pas de germes avec l'air qu'il expire, et ceux qu'il rejette dans le monde extérieur avec la bave restant fixés aux corps qu'ils imprègnent, la maladie ne se propage pas par l'intermédiaire de l'atmosphère, et l'on ignore si le virus introduit dans les voies respiratoires y serait absorbé et ferait apparaître la rage. Quant à la muqueuse digestive, nous connaissons déjà quelques faits qui permettent de soupçonner, sinon d'affirmer, qu'elle peut absorber parfois le virus qui lui est adressé ; il est bien vrai que les faits démontrant que l'ingestion du virus rabique est sans suites sont les p'us nombreux ; Delafond, Renault, M. Reynal, M. Decroix, M. Bourrel, M. Reul n'ont pas réussi

dans leurs expériences à faire développer la rage en
faisant ingérer de la viande rabique ; Renault a pareillement fait ingérer sans résultats de la bave rabique à des chiens, à des moutons et à des chevaux.
M. Bourrel a également fait ingérer à des chiens
pendant deux ans de la viande imbibée de bave rabique sans obtenir la rage. J'ai échoué ordinairement en faisant ingérer à des animaux des matières
rabiques. M. Nocard a fait ingérer à un renard les
centres nerveux de 12 chiens ou renards enragés
sans lui donner la maladie et sans lui conférer l'immunité. Pourtant les faits de Gohier, qui a vu deux
fois la rage sur le chien à la suite de l'ingestion de
virus, bien que donnant, comme nous l'avons vu,
prise à la critique, doivent être tenus en considération.
Il faut également prendre en considération les faits
relatés plus haut concernant des animaux qui se seraient contaminés en mangeant de la paille souillée
par des chiens enragés. On cite d'ailleurs le cas de
chiens (Girault) rendus enragés en leur faisant mâ-
chonner une éponge imbibée de liquide virulent. J'ai
enfin obtenu une fois la rage chez le lapin en lui
donnant de la matière rabique. Que conclure de tout
cela, sinon que l'absorption du virus, mis en contact
avec la muqueuse digestive, bien qu'ayant lieu fort
rarement, peut s'effectuer quelquefois, probablement
lorsque dans la bouche, dans le pharynx ou ailleurs
existent des plaies, des fissures, des excoriations,
etc. Relativement à la muqueuse oculaire, il reste
encore à faire des recherches pour savoir si elle est ou
non susceptible d'absorber le virus rabique ; et ce
point a une certaine importance, surtout pour les personnes qui approchent les animaux enragés, ou qui
pratiquent des autopsies et qui peuvent recevoir des
projections de salive, de sang, etc., dans les yeux.
J'ai badigeonné dans diverses circonstances la con-

jonctive de lapins avec la bave de chien enragé et je n'ai obtenu aucun résultat. J'ai également badigeonné plusieurs fois avec une éponge imprégnée de bave rabique la muqueuse vaginale sans obtenir la rage chez la brebis. En traitant plus haut la question du siège de la virulence nous avons résolu au moins implicitement la question de la contagion intra-utérine ou de l'hérédité de la rage. Bien qu'on ait avancé que la rage procède peut-être d'un coït infectant et qu'il y a lieu de considérer comme suspectes les vaches saillies par un taureau en incubation de rage, bien qu'on puisse invoquer le fait relaté par M. Mathieu relatif à un chien qui, étant en incubation de rage, aurait transmis ce mal à un des petit qui devaient naître plus tard de la chienne qu'il avait couverte, il y a lieu de considérer la transmission par le sperme comme insuffisamment démontrée. Il en est de même de la contagion intra-utérine, qui cependant semble plus probable, et qui, si elle n'a pas lieu le plus ordinairement, peut avoir lieu quelquefois, ainsi que l'autorisent à penser les faits relatés plus haut à propos de la virulence du sang, notamment ceux observés par M. Gibier dans ses expériences sur des lapines. En résumé la contagion rabique semble s'effectuer à peu près exclusivement par inoculation, par morsure ou imprégnation d'une surface absorbante; et l'imprégnation a lieu quand les rabiques lèchent une partie excoriée, blessée, dénudée, etc. ; elle peut également avoir lieu quand un corps quelconque, solide ou liquide, imprégné ou mélangé de virus est mis en contact avec des tissus absorbants. Le Dr Constantin James relatait dernièrement un cas de rage ainsi contractée par une personne, qui se servait de la même éponge pour sa toilette et celle de son chien. S'il est vrai de dire que la transmission de la rage a lieu presque toujours par morsures, il faut reconnaître que ce sont surtout les plaies faites par les dents canines et les incisives qui sont inoculatrices; il faut également reconnaître que c'est généralement dans la rue que l'inoculation a lieu d'animaux à animaux, tandis que la transmission des animaux à l'homme, a lieu assez souvent dans les maisons soit par morsure, soit par lèchement; il faut enfin reconnaître que toutes les morsures faites par des chiens ou autres animaux enragés ne sont pas suivies de rage, et que la fréquence de la maladie à la suite de ces inoculations varie suivant certaines conditions, qu'il nous reste à envisager. C'est ainsi que les morsures, faites par les carnivores enragés, sont, comme nous l'avons vu, les plus dangereuses, car elles sont de véritables inoculations souvent profondes; tandis que celles des autres animaux, qui d'ailleurs mordent très rarement, sont infiniment moins dangereuses. Parmi les carnivores enragés on a remarqué que, toutes choses égales d'ailleurs, le loup en mordant transmet plus sûrement la rage que le chien; il en est de même, avons-nous dit, des morsures du chat, qui sont également très dangereuses. Cependant c'est presque toujours le chien, qui propage la rage, en la transmettant aux animaux et à l'homme, parce que le nombre des animaux de l'espèce canine est considérable, parce que de nombreux chiens vagabondent souvent et s'exposent à se faire mordre. D'ailleurs le chien enragé ayant ordinairemeut une tendance marquée à s'échapper, ce sont ordinairement les chiens libres dans les rues ou dans les champs qui sont mordus, et c'est ordinairement un chien étranger, un chien errant, qui apporte la rage dans une localité. On a du reste noté que les morsures rabiques et les cas de rage sont en rapport avec l'accroissement de la population canine, avec le non musellement, avec l'augmentation du nombre des chiens errants libres de toute entrave, avec l'inapplication des mesures préventives et sanitaires. Quoi qu'il en soit et malgré la fréquence relative des morsures rabiques, la rage ne se montre pas, il s'en faut bien, dans tous les cas, soit que le virus ait été arrêté par les vêtements de l'homme ou par les poils des animaux, soit qu'il n'ait pas été absorbé, soit qu'il n'ait pas été inoculé en suffisante quantité ou qu'il ait fait défaut dans certaines inoculations. Il y a 50, 60, 70, 80, 90 chances de non inoculation sur 100 morsures. En sorte qu'il y a ordinairement plus de morsures infructueuses que de morsures suivies d'inoculation positive et de l'apparition de la rage. D'après Renault, un quart des animaux, inoculés expérimentalement avec la bave, échapperait à la rage; et depuis, tous les expérimenteurs ont constaté la même inconstance, qui s'explique par les considérations présentées plus haut à propos des propriétés de la bave rabique. Si la rage est plus fréquente pendant certaines années, si on observe parfois des recrudescences épizootiques, cela tient, avons-nous dit, au défaut de précautions et de mesures sanitaires. Qu'il s'agisse de l'homme ou qu'il s'agisse des animaux, les morsures rabiques les plus dangereuses, toutes choses étant égales d'ailleurs, sont celles qui ont porté sur des parties dénudées, découvertes, privées de poils (mains, cou, visage, bout du nez chez les animaux), celles qui ont peu saigné (celles qui ont été faites par un animal, qui vient d'épuiser son virus momentanément en faisant de nombreuses victimes, sont moins dangereuses), et surtout celles qui sont multiples, celles qui ne sont suivies d'aucun soin, qui ne sont ni lavées, ni cautérisées. Les vêtements, les poils, la toison, peuvent essuyer la dent inoculatrice et retenir le virus ; l'hémorrhagie peut l'entraîner ; les morsures réitérées l'épuisent momentanément ; la cautérisation immédiate le dé-truit. Il est difficile d'établir une proportionnalité exacte entre le nombre des cas de rage bien avérée et le nombre des personnes ou des animaux mordus ; en effet, outre que certains cas de rage peuvent pas-ser inaperçus ou être méconnus à cause de l'état latent ou mal caractérisé de l'affection, outre que l'on a pris assez souvent pour de la rage ce qui n'en était pas, il y a encore bien d'autres causes d'erreur dans les statistiques dressées de divers côtés : c'est en premier lieu l'ignorance en quelque sorte forcée du nombre des morsures au moins chez les animaux; c'est en second lieu l'habitude d'abattre les carnivores suspects ; c'est enfin la croyance à des morsures ra-biques, quand il peut ne s'agir que de morsures or-dinaires. Aussi convient-il de n'attacher qu'une mé-diocre importance aux statistiques, en vertu desquel-les on a la prétention d'établir la proportionnalité dont nous nous occupons. D'après certains médecins, un peu moins de la moitié des personnes mordues mourraient de la rage ; les enfants, à cause de leur imprévoyance et de leur imprudence, seraient mor-dus dans une plus forte proportion que les person-nes des autres âges, mais les statistiques démontre-raient qu'il y a chez eux plus de chances d'immunité et peut-être aussi chez les femmes, qui sont d'ailleurs moins exposées et moins souvent mordues que les hommes ; la mortalité serait trois fois plus faible de 3 à 15 ans que de 50 à 60 ans pour un même nombre de mordus ; elle serait moindre au-dessous de 20 ans qu'au dessus de cet âge. La mortalité par la rage chez les personnes mordues a été tantôt de une sur deux et même de neuf sur dix (morsures de loup en-ragé), de une sur trois (morsures de chien enragé), de une sur cinq, de une sur vingt, de une sur vingt-

cinq, de une sur dix, tantôt de deux sur trois (morsures aux mains), de sept sur huit (morsures au visage). En France, il est mort en moyenne et chaque
année, de 1850 à 1876, vingt-huit personnes enragées.
On a eu constaté chez l'homme 24 cas de mort sur
108 mordus; 12 sur 76 mordus; 5 sur 58 mordus;
23 sur 156 mordus; 11 sur 67 mordus; 6 sur 45
mordus; 1 sur 6 mordus. 45 pour 100 des mordus
deviendraient enragés d'après certaines statistiques;
d'après d'autres statistiques, la mortalité aurait été
de 94, de 78 pour 100, quand les morsures n'avaient
pas été cautérisées, de 62 et de 66 pour 100 quand elles
avaient été cautérisées tardivement, de 11 à 20 pour
100 quand elles avaient été cautérisées immédiatement. Chez le chien la transmission de la rage, à la
suite de morsures rabiques, serait dans les proportions de 1/3, 1/5, 1/8, 1/2, 3/10; elle serait de 1/4, de
1/3 et même au-delà parfois chez les bovins et chez
les ovins, etc.; on a eu vu même la totalité ou la
presque totalité des mordus devenir parfois enragés.

Nous avons déjà indiqué à plusieurs reprises que
la morsure du loup enragé est plus grave et plus souvent inoculatrice que celle du chien. Or, c'est là un
fait qui est attesté par les statistiques; de tout temps
on a remarqué que les cas de rage étaient plus fréquents à la suite des morsures faites par les loups.
Dans la séance du 8 avril de la Société centrale de
médecine vétérinaire, M. Mathieu a rappelé un fait
relaté en 1826, dans lequel il s'agit de 27 personnes
mordues par deux louves enragées, dont 18 moururent de la rage; la durée de l'incubation fut de 19 à
30 jours, de 40 à 42 jours, de 52 jours. Parmi les
27 personnes mordues, 15 l'avaient été à la tête. Dans
la même séance, M. Chuchu a rappelé un autre fait
observé en 1820, dans lequel il s'agit d'une trentaine
de personnes, qui, ayant été mordues par un loup

enragé, moururent presque toutes. M. Pasteur, dans sa communication du 12 avril à l'Académie des sciences, a appelé d'une manière spéciale l'attention sur la gravité des morsures faites par les loups enragés, en faisant connaître les cas suivants, dans lesquels la mortalité a été élevée relativement au nombre des personnes mordues : dans le 1er cas, il s'agit de 8 personnes mordues par un loup enragé, qui moururent toutes, une des suites de ses blessures et les sept autres de la rage après des incubations variant de 17 à 68 jours ; dans le 2e cas, sur 9 personnes mordues par un loup enragé, 8 moururent de la rage ; dans le 3e cas, 19 personnes ayant été mordues, 11 moururent de la rage après des incubations de 7, 13, 15 à 70 jours ; dans le 4e cas, il s'agit d'une seule personne mordue, qui devint enragée au bout de 32 jours ; dans le 5e cas, il est question de trois personnes mordues, devenues toutes trois enragées après des incubations de 22, 23, 38 jours ; dans le 6e cas, il s'agit aussi de trois personnes, mortes toutes les trois, une des suites de ses blessures et les deux autres de la rage, après des incubations de 25, 30 jours ; dans le 7e cas, quatre personnes mordues par un loup enragé moururent de la maladie après des incubations de 9, 13, 15, 19 jours ; enfin dans le 8e cas, diverses personnes mordues devinrent toutes enragées. En sorte que, d'après ces faits, qui ont été observés en France, comme ceux relatés par M. Mathieu et M. Chuchu, on « arrive à la proportion de 82 morts pour 100 mordus par loups enragés, et dans 6 des cas sur 8, il y a eu autant de morts que de mordus. » « Il y a plus : en Russie on s'accorde généralement à dire que toute personne mordue par un loup enragé est vouée à la mort par rage. »

« Les faits précédents nous démontrent : 1° que la durée d'incubation de la rage humaine par morsures de loups enragés est souvent très courte, beaucoup plus courte que celle de la rage par morsures de chiens ; 2° que la mortalité à la suite des morsures par loup enragé, est considérable si on la compare aux effets des morsures du chien » (Pasteur). — Bien que les statistiques en cette matière laissent beaucoup à désirer, bien qu'elles soient plus ou moins défectueuses et incomplètes, bien qu'elles laissent nécessairement de côté un nombre plus ou moins considérable des personnes ou des animaux mordus, alors qu'elles accusent généralement tous ceux qui meurent de la rage, bien qu'elles accusent toutes ou presque toutes une proportion trop élevée de cas de rage relativement au nombre des morsures, il n'en demeure pas moins établi que les morsures des loups enragés font naître plus souvent et plus sûrement la rage que celles des chiens. A quoi cela tient-il ? Pourquoi les morsures des loups font-elles développer si souvent la maladie, lorsque celles des chiens ne donnent qu'une proportion de 3, 4, 5, 6 pour 100 de cas de rage. M. Mathieu, et sa manière de voir ne semble pas irrationnelle, croit que « la nocuité du virus rabique chez le loup est supérieure à la nocuité du virus rabique chez le chien de rue », la virulence pouvant être amoindrie chez la plupart des chiens domestiques par suite de certaines influences telles que le régime, etc. M. Pasteur ne croit pas que le virus du loup soit plus actif que celui du chien, l'inoculation de la moelle allongée de personnes mortes de la rage du loup à des chiens, à des lapins, à des cobayes, lui a démontré que le « virus du loup et celui du chien ont sensiblement la même violence » ; mais

ne se peut-il pas que le virus du loup ait éprouvé
une certaine atténuation par son passage chez l'hom-
me.Quoi qu'il en soit, et à supposer que la virulence
rabique du loup soit plus forte que celle du chien,
il faut chercher encore ailleurs l'explication ou le
pourquoi de la plus grande proportion des cas de
rage que donnent ses morsures. Or cette explication est facile à trouver, elle réside dans la manière
dont l'animal se comporte dans ses attaques contre ses
victimes, dans le siège, le nombre et la profondeur
des blessures qu'il fait. Tandis que le chien se borne souvent à mordre les parties du corps, qui sont
le plus facilement à sa portée, le loup est plus furieux, plus féroce, il s'attaque surtout à la tête, au visage, au cou, aux parties découvertes, il s'acharne
avec frénésie ; il fait des morsures nombreuses,
profondes et étendues; il dilacère les tissus, atteint
et brise parfois les os, occasionne des délabrements
considérables, imprégnant de sa bave virulente les
nombreuses blessures qu'il fait, et dont certaines
peuvent intéresser des nerfs, des glandes, des ganglions, voire même le cerveau ; en sorte que, non
seulement il transmet à ses victimes une plus
grande quantité de virus que le chien, mais il l'inocule plus profondément et souvent dans des tissus,
qui se prêtent mieux à son absorption et à sa pullulation. D'ailleurs, je le répète, il ne répugnerait pas
à la raison d'admettre que le virus rabique en passant
dans l'organisme du loup ou dans celui de certains
chiens,qui se rapprochent le plus de lui,peut y trouver un terrain des plus propices et y acquérir un
degré d'intensité supérieur ; si l'expérimentation
n'a pas encore confirmé le fait,elle n'a pas complètement démontré son impossibilité, et l'observation
plaide en sa faveur, d'autant plus que, comme on
le verra plus loin, le virus rabique s'atténue sûre-

ment ou s'exalte, suivant qu'on le fait passer dans tels ou tels organismes (herbivores, singes, lapin).

Si la contagion rabique résulte d'une inoculation ou de l'imprégnation d'une surface absorbante, il faut, pour qu'il y ait apparition de la maladie, que les germes virulents soient absorbés. Quoi qu'en dise M. Duboué, qui prétend que le virus chemine lentement à travers les cylindre-axes des nerfs, l'absorption a lieu par le système vasculaire sanguin ou lymphatique, et elle s'effectue assez rapidement. Le virus passe dans le sang et envahit ensuite les centres nerveux ; ce qui prouve que l'absorption se fait bien ainsi, c'est le développement de la maladie à la suite d'injections intra-veineuses de virus, c'est surtout l'expérience suivante faite par M. Pasteur : « Nous avons à diverses reprises inoculé le virus rabique dans une veine de l'oreille, puis aussitôt on a coupé l'oreille à l'aide du thermocautère au-dessous de la piqûre. Dans tous les cas la rage s'est déclarée. » On ne saurait en effet prétendre que le virus a évolué sur place ou qu'il a pris la voie nerveuse pour envahir l'organisme. J'ajoute que l'absorption, qui peut, en cas de morsure, être retardée par la viscosité plus ou moins accusée de la bave, a lieu souvent rapidement, et que, conséquemment, les cautérisations tardives n'offrent pas une grande sécurité, ainsi que le prouvent d'ailleurs les statistiques précitées. J'ai vu devenir enragé un jeune homme mordu à la figure et qui avait été cautérisé au fer rouge une heure après. M. Reul, de l'Ecole de Bruxelles, a vu la rage se déclarer sur plusieurs animaux, dont il avait cautérisé les plaies (trois heures après la morsure) avec la pierre infernale, après les avoir nettoyées, raclées et lavées à l'ammoniaque pure. M. Bourrel a vu devenir enragé un chien, dont il avait cautérisé la morsure au fer rouge une demi-heure après qu'elle avait été faite; mais quelque plaie avait pu passer inaperçue et échapper à la cautérisation. M. Inda a vu devenir enragées des vaches qu'il avait cautérisées profondément au fer rouge aussitôt après la morsure ; et M. Pasteur « a eu des preuves assez nombreuses de l'inefficacité des cautérisations dans certains cas, de celles même faites au fer rouge et sans retard. » Enfin, et cela est encore plus probant, j'ai vu la rage se montrer sur des lapins inoculés à la pointe de l'oreille, et à qui j'avais amputé l'organe une heure et demie, une heure, une demi-heure, vingt minutes après l'inoculation. Les expériences de Renault tendraient aussi à prouver que l'absorption peut avoir lieu en 5-10 minutes.

Modes de transmission expérimentale. — Leur influence sur la forme et la rapidité de la maladie.— Dans les expériences entreprises sur la transmission de la rage, on s'est servi de divers produits et on les a inoculés par divers procédés. On a souvent employé la bave rabique, qui est, nous le savons, un mélange impur capable d'occasionner des accidents mortels autres que la rage ; le meilleur sera d'employer désormais la matière du bulbe. On a transmis la rage en faisant mordre les sujets d'expérience par des chiens enragés, en inoculant le virus par piqûres, par injection hypodermique ou intra-séreuse, par injection intraveineuse, par injection intra-oculaire, par injection intra-crânienne et par injection intra-nerveuse. Quand on fait mordre les sujets d'expérience en les présentant à un chien enragé qu'on excite, les morsures administrées sont ordinairement nombreuses ; elles sont rarement inefficaces, et la rage se montre ordinairement plus vite qu'à la suite de morsures faites par les chiens enragés libres. Cependant cette manière de procéder n'est pas celle qui offre le plus de garantie. En inoculant le virus par piqûres et en employant la bave, on arrive à peu de choses près aux mêmes résultats qu'en faisant mordre les animaux ; des accidents graves se produisent parfois, surtout chez le lapin, et entraînent la mort avant l'apparition de la rage. Ces accidents sont surtout fréquents même chez le chien quand on injecte sous la peau ou dans une séreuse la bave rabique ; du reste on peut par ce moyen obtenir la rage, tout comme en procédant par inoculation et c'est ordinairement la forme paralytique qu'on observe. J'ai vu, depuis 1879, des tentatives répétées d'injection intra-veineuse de bave filtrée et de matière nerveuse rabique chez le *mouton* et la *chèvre* rester sans résultats au point de vue du développement de la rage, mais leur créer une véritable immunité. Je reviendrai plus loin et plus longuement sur les résultats de mes expériences. M. Pasteur, après avoir beaucoup expérimenté ce mode d'inoculation est arrivé aux conclusions suivantes : l'injection intra-veineuse de virus rabique peut faire naître la rage chez le *chien* et chez le *lapin*, et quand la maladie ne se déclare pas l'immunité n'est pas conférée ; la rage ainsi provoquée, comme dans le cas d'injection hypodermique, est ordinairement paralytique, silencieuse et sans fureur, et plus ou moins prurigineuse ; le virus envahit d'abord la moelle ; en sacrifiant des chiens au début de la maladie on peut en effet constater que la moelle est rabique alors que le bulbe ne l'est pas encore ; on peut cependant (Pasteur) obtenir la forme furieuse par injection hypodermique ou intra-veineuse en employant de très petites quantités de virus ; mais l'emploi de petites quantités de virus peut prolonger la durée de l'incubation ou même ne pas déterminer la maladie, et en ce dernier cas l'immunité n'est pas acquise ; la virulence ne semble d'ailleurs nullement atténuée par la dilution de la matière rabique. Ayant inoculé le virus rabique dans le nerf sciatique, j'ai obtenu rapidement la rage paralytique. M. Pasteur a enfin, tout en diminuant et régularisant la durée de l'incubation, rendu la transmission sûre en inoculant directement à la surface du cerveau après la trépanation ; mais par ce procédé il ne faut pas employer la bave car elle donnerait à cause de son impureté des accidents non rabiques mortels; il faut se servir de la matière du bulbe qu'on prépare comme il sera dit plus loin. Le manuel de la trépanation crânienne est très simple; on anesthésie l'animal par inhalation de chloroforme ou par une injection intra-veineuse de chloral, ou bien on se contente de le fixer solidement sur un cynolite ; on incise la peau du crâne au niveau de la ligne médiane, on met à nu la fosse temporale sur une étendue de 3 à 4 centimètres; on se sert d'un trépan à couronne fine, on l'applique loin de la ligne médiane, on relève la pointe centrale dès que la couronne a tracé son sillon ; on enlève une rondelle osseuse; puis, soulevant, ou non, légèrement la dure-mère avec une pince à dents de rat ou une érigne, on la pique avec l'aiguille recourbée de la seringue Pravaz, qui contient le virus, et on pousse le contenu; enfin on lave la plaie et on suture la peau. La rage se déclare, et la mort survient rapidement, en 11 à 20 jours chez le chien et chez le mouton; c'est la forme furieuse qu'on obtient le plus ordinairement. M. Gibier avait conseillé de pratiquer, sur la ligne médiane du crâne, avec un foret, une petite ouverture permettant de faire l'injection sans trépanation, ou de piquer le crâne des petits animaux avec l'aiguille de la seringue; mais cette manière de faire doit être rejetée comme moins sûre et comme donnant la rage avec moins de précision que celle de M. Pasteur. M. Gibier affirme qu'on peut abréger la durée de l'incubation, comme par l'injection intra-crânienne, en injectant, dans la chambre antérieure de l'œil d'un lapin, une petite goutte d'eau stérilisée tenant en suspension de la matière cérébrale virulente; l'animal meurt de la rage le 12me jour. Suivant M. Gibier on obtiendrait le même résultat par l'inoculation dermique ou hypodermique à la ré- région du crâne, tandis que l'incubation peut être très longue à la suite d'inoculations faites dans une région éloignée de la tête, ainsi que l'observation l'a d'ailleurs démontré à propos des morsures rabiques à la suite desquelles l'incubation est généralement moins longue ou plus longue, suivant qu'elles sont plus près ou moins près de la tête. D'après M. H. Fol, de Genève, l'inoculation intra-crânienne à travers la cavité orbitaire donne la rage plus promptement; il introduit un trocart dans l'orbite et le fait pénétrer dans le crâne à travers l'os qui l'en sépare.

Incubation. — La rage ne se déclare qu'un certain temps après que son virus a été inoculé; les individus mordus ne deviennent malades qu'un temps plus ou moins long après avoir été contataminés. La durée de l'incubation est très variable, non seulement suivant les espèces, mais en-

core suivant les individus, suivant le siège et les
caractères de la morsure, suivant le mode d'inoculation, suivant la quantité de virus inoculé,
suivant son énergie, suivant l'âge et suivant diverses influences qui agissent plus ou moins
puissamment sur l'organisme des individus mordus. On cite des cas de rage qui se sont montrés un jour après la morsure, tandis qu'il en est
d'autres, qui se seraient déclarés seulement après un
an ouplusieurs années ; la durée de la période d'incubation est donc très variable ; et, bien que l'on ne
doive accepter que sous bénéfice d'inventaire les
prétendus cas de rage à incubation très courte,
de même que ceux dans lesquels l'incubation aurait été de plusieurs années, il n'en est pas moins
vrai que à la suite d'une inoculation par morsure, il est impossible de prévoir quoi que ce soit
sur la possibilité de l'apparition de la maladie et
sur la durée de son incubation qui peut osciller
entre des limites de temps quelquefois extrêmes.
Quoi qu'il en soit, il est de remarque ordinaire
que, parmi diverses victimes mordues par le même animal enragé, celles qui contractent la rage
ne deviennent malades que successivement, les
unes dans 20 jours, les autres dans 30, 40, 50
jours et quelquefois même au bout de quelques
mois seulement. Parmi les influences qui modi-
fient la durée de l'incubation, les unes l'abrègent
manifestement et d'autres la rendent plus longue.
La contrainte, les émotions, tout ce qui surexcite
et provoque la colère ou les désirs vénériens, les
excès, les écarts de régime, l'abus des plaisirs
vénériens, les veilles, les fatigues, les changements
brusques de température, les troubles morbides,
la température élevée, les frayeurs, les impressions
morales, semblent abréger la durée de l'incuba-

tion chez l'homme ; du reste la contrainte, les impressions morales, la colère, la température et les causes jadis invoquées pour expliquer le développément spontané de la rage chez les carnivores, peuvent également hâter· l'éclosion de la maladie chez les animaux ; ainsi on a vu des chiens en incubation devenir soudainement en· ragés à la suite d'une forte contrainte, à la suite d'un bain forcé, à la suite de vives émotions. L'état de gestation semblerait, d'après quelques observations, avoir retardé parfois l'apparition de la rage chez la femme et chez la vache ; mais les faits sont ici trop peu nombreux pour autoriser une conclusion, bien qu'on ait cité (Spinola, Henry, Heu) des cas où la rage se serait montrée chez la vache pleine et chez la femme enceinte après des incubations plus longues que celles que l'on constate ordinairement. D'après M. Bourrel la saignée abrègerait l'incubation chez le chien ainsi que la durée de la maladie. La bonne chère semblerait aussi abréger la durée de l'incubation, tandis que la taille élevée et la sobriété retarderaient l'apparition de la maladie. Le jeune âge est avec raison considéré dans les deux médecines comme ayant une influence manifeste sur la durée de l'incubation ; il est d'observation très ancienne et constante que l'incubation est plus courte chez les enfants que chez les adultes et les vieillards, chez les jeunes animaux que chez les adultes. Ainsi, d'après les documents recueillis de 1862 à 1872 par Tardieu, la moyenne de l'incubation aurait été de 67 jours pour les personnes au-dessus de 20 ans et de 41 jours pour celles âgées de moins de 20 ans. Nous avons déjà indiqué qu'il y avait lieu de croire que l'énergie du virus peut varier, non seulement suivant les

espèces, mais suivant les individus et suivant la
période de la maladie; et cette croyance semble
inspirée quelque peu par les effets qu'on observe
à la suite des morsures, par la durée plus ou
moins longue de l'incubation, qui s'explique d'ailleurs par les raisons déjà indiquées, et le plus souvent par le mode de morsure et la quantité de
virus absorbé. A l'énergie plus ou moins puissante
du virus correspondent des incubations plus ou
moins courtes. Toutes choses égales d'ailleurs, la
durée de l'incubation varie encore avec l'espèce
et avec l'individu qui reçoit le virus, avec le siège
et les caractères des morsures, avec le mode d'inoculation et la quantité de virus absorbée. C'est
ainsi, avons-nous vu, que l'inoculation intra-crânienne de la matière rabique donne la rage à
brève échéance, et il en est de même quand on
adresse le virus au système circulatoire ; dans un
cas comme dans l'autre l'incubation est courte et
assez régulièrement comprise entre huit, dix et
vingt jours, tandis qu'elle varie beaucoup quand
l'inoculation a lieu par morsure, piqûre ou injection hypodermique. Du reste la durée de cette
phase, même quand on injecte le virus dans une
veine ou dans la cavité arachnoïdienne varie
suivant la quantité inoculée, ou pour mieux dire
suivant « les quantités de virus qui arrivent au
système nerveux sans diminution ni modification. »
C'est ainsi que M. Pasteur, ayant inoculé à un chien
dans une veine 10 gouttes d'un liquide obtenu en
broyant un fragment de bulbe rabique dans 3 ou
4 fois son volume de bouillon stérilisé, a vu cet
animal devenir enragé dans 18 jours; tandis qu'un
second, inoculé de même avec 1/100 de la quantité injectée au premier, n'est devenu enragé
qu'au bout de 35 jours ; un troisième chien

n'ayant reçu que 1/200 au lieu de 1/100 n'est pas devenu enragé, bien que susceptible de contracter la maladie. Sur divers lapins inoculés, le 1er avec 2 gouttes de liquide virulent, le 2me avec 1/4 de cette quantité, les autres avec 1/16, 1/64, 1/128, 1/152 de cette même quantité (trépanation), la rage s'est montrée au bout de huit jours chez les deux premiers, de 9 et de 10 jours pour le le 3e et le 4e, de 12 et 16 jours pour les derniers. Et cependant il n'y avait pas eu affaiblissement de l'énergie virulente, car « on retomba sur la durée d'incubation de 8 jours en inoculant les rages de tous ces lapins à de nouveaux lapins. » Grâce à ces données précises, on s'explique pourquoi il y a une variation si constante dans la durée des incubations chez la même espèce ; cela tient en majeure part à la proportion de virus absorbé. Or l'absorption d'une plus ou moins forte quantité de virus tient non seulement au depôt de cette quantité mais encore au siège et aux caractères des morsures. Les morsures les plus dangereuses, celles qui permettent le mieux l'absorption, celles à la suite desquelles l'incubation est, toutes choses égales d'ailleurs, la plus courte, sont celles qui ont été faites sur le visage, sur des parties dénudées, à la tête ou près de la tête, celles qui ont été franchement inoculatrices, qui ont entamé la peau au lieu de la contusionner, celles qui ont peu saigné, etc. Les morsures du loup réalisent, avons-nous vu, la plupart de ces conditions; elles sont nombreuses, profondes, elles siègent sur les parties dénudées, elles inoculent de grandes quantités de virus, elles s'accompagnent presque toujours du développement de la rage et la font apparaître après une incubation souvent plus courte que celle qu'on observe après les morsures d'autres animaux. D'après les chiffres indiqués par Tardieu la moyenne de l'incubation aurait été de 48 jours à la suite de morsures au visage, et de 70 jours à la suite de morsures aux membres ; Après les morsures à la main l'incubation est un peu plus longue qu'après celles qui ont été faites au bras. En un mot l'incubation semble, d'après les données concordantes de l'observation et de l'expérimentation, devoir être abrégée par cela seul que la morsure ou l'inoculation a été faite sur une région plus rapprochée des centres nerveux. A cause des diverses influences qui ont été indiquées, et à cause de celles qu'exercent l'espèce et l'individualité, on arrive, d'après les statistiques, à dresser le tableau suivant de la durée des incubations rabiques : Chez l'homme la durée de la période d'incubation peut aller de quelques jours à un mois, à deux mois, à trois, mois, à quatre mois, etc. ; elle est ordinairement comprise entre 7, 10, 15 jours et 40 ou 50 jours ; elle peut aller à 60, 70, 80, 90 jours et quelquefois à 3, 4, 5, 6, 7, 8 mois, très rarement à 9,10, 15,18 et 19 mois ; ordinairement la rage apparaît pendant le second mois de la morsure, elle est rare au 3e mois, très rare après le 3e mois, exceptionnelle après le 6e mois. On a cité des cas où l'incubation aurait été seulement de 24 heures et d'autres où elle aurait été d'un an, de deux ans, de trois ans ; on a enfin signalé des cas plus invraisemblables où l'incubation aurait duré 4 ans, 5 ans, 10 ans, 12 ans, 18 ans, 20 ans ; mais ces prétendus cas de rage à longue incubation n'étaient vraisemblablement que des états rabiformes, ou bien, s'il s'agissait réellement de la vraie rage, sa cause était moins éloignée et avait pu passer inaperçue.

Chez le chien l'incubation rabique peut durer de 5 jours à un an, et peut être au delà ; il est arrivé plus d'une fois que l'incubation a été à tort considérée comme ayant été très courte, parce que la morsure inoculatrice étant restée ignorée, on n'a tenu compte que de celle que l'animal avait reçue alors qu'il était déjà malade. Le plus souvent la durée de l'incubation est comprise entre 30, 40, 50, 60 jours ; la rage est rare après le second mois, mais elle peut encore se montrer dans le 3e, le 4e, le 5e, le 6e, le 7e, le 8e, le 9e et le 10e mois, bien que de moins en moins probable à mesure qu'on s'éloigne du 3e mois ; on l'a vue apparaître très exceptionellement, il est vrai, pendant le 11e mois, et même au bout d'un an. On cite également de rares cas où elle se serait montrée au bout de 24 heures, de 3 à 10 jours. Rappelons pour mémoire les faits signalés à propos des symptômes, dans lesquels la maladie, disparaissant pour reparaître, a eu en quelque sorte des incubations successives.

L'incubation varie de même beaucoup chez les animaux solipèdes ; elle peut durer de 10, 15 jours à 14, 15 mois ; ordinairement elle est de 30, 40, 50, 60 jours ; cependant il n'est pas rare qu'elle dépasse 2 et 3 mois.

Chez les grands ruminants elle est de 20, 30, 40, 50, 60, 70 jours ; elle peut dépasser le troisième mois et durer 5 ou 6 mois et même 9, 15 mois ; en moyenne elle va de 20 à 40 jours.

Elle oscille entre 10 et 40 jours chez les petits ruminants ; elle peut durer jusqu'à 3 mois et même 4 ou 5 mois, mais c'est très rare.

Chez le porc elle est de 15, 20, 30 et quelquefois 40, 50, 60 jours ; elle peut n'être que de quelques jours ou même dépasser 3 et 4 mois.

Chez le chat elle dure 2, 3, 4, semaines, 1, 2 mois.

Chez le lapin et le cobaye elle est de 5, 10, 15, 20, 30, 40 jours ou même plus. En résumé trois fois sur quatre l'incubation ne dépasse pas le 60ᵉ jour même chez les animaux carnivores, solipèdes, bovins, ainsi que chez l'homme.

Que devient le virus rabique durant l'incubation, se multiplie-t-il immédiatement après son inoculation, pourquoi son effet est-il si long à se produire? Cette question ne comporte pas actuellement une solution précise; il est vraisemblable que les microbes rabiques, en émigrant du terrain où ils se sont développés dans un nouveau terrain, passent par une phase d'accoutumance, durant laquelle leur vie est pour ainsi dire latente, et mettent à germer un temps plus ou moins long, d'autant plus long qu'ils arrivent plus difficilement et plus lentement dans le tissu qui convient le mieux à leur pullulation.

DIAGNOSTIC.

Le diagnostic de la rage offre de sérieuses difficultés dans bien des cas chez l'homme comme chez les animaux; non seulement la diversité des formes de la maladie et l'absence de tels ou tels symptômes importants peuvent mettre en défaut le tact et la perspicacité de l'observateur, mais en outre, chez l'homme comme chez les animaux, chez le chien notamment, il peut exister diverses affections, qui simulent plus ou moins la rage, des états rabiformes qui ont été plus d'une fois confondus avec la vraie rage. Chez l'homme on a confondu la rage avec d'autres maladies, dans lesquelles il se produit de l'hydrophobie ou des convulsions. Le chien peut présenter des symptômes de rage furieuse à la suite de violentes douleurs résultant de lésions intestinales (corps étrangers obstruant l'intestin, affections vermineuses); les états symptomatiques, qui simulent plus ou moins la rage, ne sont pas rares chez cet animal; il peut d'ailleurs s'en montrer, bien que plus rarement, chez le cheval et chez les grands ruminants. Il est cependant de la plus grande importance de savoir exactement à quoi s'en tenir, quand on se trouve en présence de ces cas douteux. Le diagnostic ne peut être basé d'une manière exclusive sur tel ou tel symptôme indiqué comme étant plus ou moins caractéristique; il doit être établi d'après l'ensemble ou la succession de certains symptômes. On examinera les malades très attentivement, en s'entourant de toutes les précautions utiles pour éviter tout danger; on renouvellera au besoin cet examen à plusieurs reprises et à divers moments; on mettra les malades dans l'impossibilité de transmettre les germes de la maladie qu'on soupçonne, mais on se conduira avec circonspection et on évitera de se prononcer à la légère. On recueillera avec le soin le plus minutieux tous les renseignements qu'on pourra obtenir sur les antécédents du malade, sur son origine, sur la cause de son état, et on évitera de se laisser induire en erreur par les attestations des personnes qui ont intérêt à cacher la vérité. On tiendra le plus grand compte des antécédents, des phénomènes nerveux, de l'anxiété, des hallucinations, de l'irritabilité, de la perversion du goût, de la modification de la voix, de la dysphagie, des symptômes paralytiques, de l'envie de mordre ou d'attaquer, de l'impression produite par la vue d'un chien ou d'un autre animal, du changement survenu dans le caractère et les habitudes, dans la sensibilité générale et spéciale, des symptômes fournis par l'appareil digestif, des lésions et notamment de la présence de corps étrangers dans l'estomac, tout en ne perdant cependant jamais de vue que ce dernier symptôme n'a pas une valeur diagnostique absolue, tout en se souvenant qu'il peut exister en dehors de la rage et faire défaut dans de nombreux cas où il s'agit réellement de la rage. Il ne faudra pas davantage asseoir sa conviction et conclure à l'inexistence de la rage, parce que la présence d'un chien n'aura pas provoqué une entrée en fureur chez l'animal suspect. Dans certains cas douteux, il sera bon de conserver l'animal malade afin de l'observer; l'autopsie ne sera jamais négligée, et, tout en évitant de s'inoculer le virus de la rage, le vétérinaire constatera non seulement l'état des voies digestives, mais de plus il recherchera les lésions des centres nerveux. Que si le doute persiste, même après l'autopsie, il restera à recourir à l'inoculation, qui constitue le moyen le plus sûr de découvrir la vérité. Pour réaliser convenablement cette opération, on s'inspirera des détails donnés précédemment et de ceux qui suivront relativement à l'inoculation intra-crânienne et intra-veineuse. On écrasera, dans deux ou trois fois son volume d'eau stérilisée, un fragment du bulbe de l'animal suspect et on se servira du liquide ainsi obtenu pour l'inoculer dans la cavité arachnoïdienne ou dans la veine d'un chien, d'un lapin, d'un cobaye, etc.. — Un chien, qui s'est échappé de chez son maître, qui a mordu des personnes ou des animaux, et qui, à l'autopsie, a des corps étrangers dans l'estomac, doit être considéré comme rabique; la preuve scientifique absolument péremptoire de l'existence de la rage ne peut être donnée que par l'inoculation qui, même dans certains cas, peut laisser planer le doute. En effet, si on inocule la matière des centres nerveux d'un animal sacrifié en pleine rage, l'inoculation peut être négative, car le virus n'a pas encore envahi toutes les parties; mais s'il s'agit d'un animal mort de la rage, le virus existe dans tous les centres nerveux et toujours au moins dans le bulbe, dans la moelle allongée. Il importe d'ailleurs de ne pas s'adresser à la bave,quand on peut inoculer une parcelle de moelle allongée. Les inoculations avec la bave, la substance cérébrale ou médullaire, le liquide encéphalo-rachidien ne réussissent pas toutes, bien qu'il s'agisse de la rage, d'où l'utilité de les multiplier et de ne pas trop se prévaloir des résultats négatifs. — Chez l'homme, avons-nous dit, la rage peut être plus ou moins simulée par d'autres affections dans lesquelles il se produit de l'hydrophobie ou des convulsions. L'hydrophobie s'est montrée quelquefois chez des personnes, qui, ayant été mordues, s'étaient vivement préoccupées des suites de cet accident; mais, dans ces cas les autres symptômes, qui caractérisent la rage, faisaient défaut, notamment la difficulté de la respiration. L'hydrophobie peut encore survenir à la suite d'émotions, d'excitations, à la suite de la péricardite, à la suite d'une exposition à un froid ou à une chaleur excessifs, à la suite de l'ingestion d'un verre d'eau glacée pendant que le corps est en sueur; mais, dans ces divers cas, dont la mort peut même être la conséquence, il n'y a pas eu de morsure ni d'incubation, on ne constate pas l'excitabilité des sens ni les spasmes respiratoires de la rage. Certaines femmes hystériques ont parfois de l'hydrophobie; mais, outre qu'elles ne présentent pas les autres symptômes de la rage, elles offrent les signes de l'hystérie. L'hydrophobie se montre quelquefois à la suite d'accidents traumatiques, à la suite de morsures faites par des animaux ou des personnes en colère; mais c'est le tétanos (et non la rage) qui se déclare dans ces conditions, après une incubation ordinairement plus courte que celle de la vraie rage. Le tétanos est en effet une maladie, qui ressemble par beaucoup de points à la rage; il s'accom-

pagne de la dysphagie, il tue par asphyxie ; il se développe à la suite d'une blessure, il peut être prévenu
par la cautérisation ; mais les différences sont grandes pourtant entre cette affection et la rage, tant au
point de vue de la cause que pour les symptômes et
l'évolution. L'hydrophobie appartient à une foule de
maladies et ne saurait être considérée à elle seule
comme la caractéristique absolue d'aucune. La rage
a été confondue avec le delirium tremens, qui survient
chez les ivrognes et quelquefois chez des individus
qui n'ont commis qu'un ou deux excès ; un exemple
récent d'une semblable confusion a momentanément fait croire à l'action curative du nitrate de pilocarpine (Dumont). Le delirium tremens s'accuse
par des hallucinations de la vue accompagnées d'effroi et de tentatives de s'échapper, par le tremble-
ment de la langue et des lèvres chez l'alcoolique,
par l'agitation de tout le corps, par une soif extrême,
par la respiration anxieuse, par l'altération des
traits, par des sueurs sur la face et sur les membres,
par l'élévation de la température, par la fréquence
du pouls, quelquefois par la difficulté d'avaler et
par du crachotement, voire même par l'envie de
mordre, car le malade de M. Dumont mordait les
cailloux de la route. Le diagnostic différentiel est en
pareil cas facile ; les antécédents doivent être pris
en très grande considération.

Chez le chien, le diagnostic de la rage a une importance capitale, attendu que c'est lui qui transmet
ordinairement la maladie. C'est surtout quand il
s'agit de cet animal que le vétérinaire doit se montrer prudent et circonspect. Il ne faut jamais perdre
de vue que, à son début, la maladie ne se caractérise
pas par de la fureur ; il faut accorder une très
grande importance aux changements, qui se produisent dans le caractère et dans les habitudes, à la

tristesse, à l'inquiétude, à l'agitation que l'animal manifeste, aux modifications de l'impressionnabilité et de la sensibilité, à l'altération des sens et de la voix, aux symptômes fournis par l'appareil digestif, etc. ; il faut se méfier de tout chien qui devient « drôle », qui présente un changement dans ses habitudes. Le vétérinaire devra toujours se livrer à une enquête plus ou moins circonstanciée suivant la difficulté des cas à propos desquels il sera consulté ; il aura toujours le soin d'éviter de se prononcer sur la nature du mal, s'il s'agit réellement de la rage, et à plus forte raison si le diagnostic n'est pas définitivement établi, avant de s'être informé si quelque personne de la maison a été mordue ; s'il apprend que quelqu'un a été mordu, il tâchera de donner le change sur l'état du chien, tout en recommandant la cautérisation, et tout en faisant prendre toutes les précautions et les mesures indiquées en pareille circonstance. Il importe beaucoup d'éviter, même en les trompant, aux personnes mordues, les tristes pressentiments qu'inspire la morsure d'un chien, que l'on croit enragé. Assez souvent on présente au vétérinaire, pour en faire l'autopsie, des cadavres de chiens abattus dans les rues, parce qu'on les a crus enragés. Ici encore il faut se livrer à une enquête aussi circonstanciée que possible, car souvent les renseignements obtenus auront plus de valeur diagnostique que les lésions observées sur le cadavre ; à l'autopsie d'un chien tué en cours de rage, les corps étrangers peuvent manquer dans l'estomac... et l'examen du cerveau ne saurait suffire. Il faut donc enfin en cas de doute persistant recourir à l'inoculation comme moyen suprême d'établir le diagnostic, tout en faisant prendre les mesures préventives indiquées à l'égard des animaux ou des personnes mordues, qu'on trompera néanmoins sur le danger qui les menace peut-être. Si des renseignements obtenus il résulte sûrement que l'animal présentait réellement les symptômes de la rage, et si à l'autopsie on trouve des corps étrangers divers dans l'estomac, il y aura de très fortes présomptions pour croire à l'existence de la rage ; et ces présomptions se changeront en certitude, si on apprend que l'animal avait été mordu, flairé ou roulé antérieurement par un chien enragé ou suspect. Mais, à défaut de renseignements précis, le vétérinaire ne peut que concevoir des doutes, alors même qu'il rencontre des corps étrangers dans l'estomac, car il arrive assez souvent que des chiens atteints de pica, de convulsions, de maladie du jeune âge, etc., ingèrent des corps étrangers à leur alimentation. Aussi est-il à désirer que les chiens suspects soient pris vivants, quand cela est possible sans danger, afin que le vétérinaire les voie et les observe ; cela est d'autant plus à souhaiter qu'il y a eu des personnes mordues, car leur inquiétude se dissiperait vite, si l'animal, qu'on avait cru enragé, se rétablissait ou succombait de toute autre maladie que la rage. Il est également désirable que les chiens reconnus enragés soient conservés, quand ils ont mordu des personnes, car il peut y avoir parfois erreur de diagnostic, et d'ailleurs il peut être bon d'éviter l'influence fâcheuse que pourrait avoir parfois l'occision immédiate sur l'esprit des victimes. Il va sans dire qu'on ne sera pas astreint à ces précautions humanitaires, quand il n'y aura aucune personne en cause. Conserver l'animal qui a fait des morsures, en le mettant dans l'impossibilité d'en faire de nouvelles, est une bonne pratique ; si l'animal suspect vit une quinzaine de jours, s'il se rétablit, ses victimes, hommes et bêtes, doivent être considérées comme hors de danger. En tous cas le

vétérinaire se montrera prudent, non seulement
pour les autres, mais aussi pour lui dans l'examen
des animaux suspects et dans la pratique des autopsies ; il évitera de se blesser et de se laisser mordre ; il se cautérisera la moindre écorchure qui pourrait servir de porte d'entrée au virus ; il se rensei-
gnera toujours, avant de les aborder, sur les chiens
qu'on lui présentera ; il se tiendra surtout en garde
à l'égard des chiens, qui auront la gueule béante,
qui se gratteront le nez. Pierre Bourrel, vétérinaire
à Paris, mordu le 3 mai 1880, en visitant un chien
hydrophobe devint enragé le 24 juillet suivant, et
mourut après 48 heures d'horribles souffrances. Il y
a quelques années, Nicolin, vétérinaire à Lons-le-
Saulnier, mourait de la rage contractée en ouvrant
la gueule d'une chienne, qui lui avait été présentée
comme ayant une inflammation de la gorge. En 1877,
Moreau, vétérinaire à la Capelle (Aisne), mourut enragé à la suite d'une morsure faite par un chien amené
à sa visite.— Aujourd'hui, grâce à l'inoculation, on
peut donc toujours sortir du doute ; mais, quand on
s'en tient à l'observation pure et simple, on est exposé
à commettre des erreurs de diagnostic, ainsi que
cela est arrivé fort souvent, on est exposé à méconnaître parfois la rage et surtout à la voir
quand elle n'existe pas. Outre que certains symptômes importants peuvent faire défaut chez l'animal enragé, il en est même qui peuvent se montrer dans d'autres affections ; ainsi on a constaté
(M. Bourrel) l'aboiement entrecoupé, analogue à
l'aboiement rabique, et de véritables accès rabiformes,
chez la chienne atteinte de délire maternel ; le même
auteur a également observé des accès rabiformes
chez le chat à la suite de violentes excitations génésiques ; ainsi encore le chien contre lequel s'ameutent
les passants devient parfois dangereux, écume, mord

et prend une physionomie sinistre. L'arrêt d'un corps étranger, tel que aiguille, os, fragment de bois, implanté dans la muqueuse buccale ou pharyngienne, ou bien encore une dent sortie de son alvéole forcent l'animal à écarter les mâchoires et peuvent déterminer un état simulant plus ou moins la rage mue. Ordinairement, quand il s'agit d'un accident de ce genre, on n'observe pas chez l'animal la physionomie de la rage ; le chien est agité, inquiet, il fait des tentatives pour rejeter ce qui le gêne, il se livre à des efforts de vomissement, il se frotte le gosier ou le nez avec ses pattes de devant ; mais on n'observe à aucun moment ni délire ni fureur ; dans la rage mue au contraire l'animal est calme, immobile, et cesse bientôt de faire des gestes avec ses pattes s'il en fait tout d'abord, sa muqueusé buccale devient foncée, violacée au lieu de rester rougeâtre. Cependant l'arrêt d'un corps étranger dans le gosier peut quelquefois donner le change et faire croire à la rage, à cause de la difficulté de la déglutition, du refus des aliments et des boissons, de l'altération de la voix et à cause d'autres signes qui ressemblent à ceux de la rage mue. M. Bourrel a relaté deux cas qui montrent en effet que l'on peut croire à la rage, quand il s'agit d'un simple accident : sur un chien, qui ne mangeait plus depuis deux jours, quand il lui fut présenté, notre confrère avait diagnostiqué la rage, parce que l'animal avait la gueule béante et bavait, parce qu'il avait le regard triste et le globe de l'œil dévié ; au bout de six jours de séquestration, l'état du malade n'avait pas changé, à l'examen de la cavité buccale on trouva un os implanté derrière la dernière molaire, on enleva l'os et la guérison fut instantanée. Sur un autre chien M. Bourrel avait de même diagnostiqué la rage, parce qu'il y avait béance de la gueule, écoulement de bave et expression navrante du regard ; et, voyant que la maladie durait plus que la rage, il avait exploré la bouche, ce qui lui avait permis de constater que l'état de l'animal était dû au déplacement d'une molaire, qui écartait les maxillaires. M. Bourrel ajoute « si ces deux chiens se fussent débarrassés eux-mêmes, l'un de l'os, l'autre de la dent, qui les gênaient, j'aurais eu la conviction que j'avais assisté à deux cas de guérison de la rage ; de même que s'ils étaient morts d'inanition, parce qu'il leur était impossible de manger, j'en aurais conclu qu'ils avaient succombé à une inoculation du virus rabique. » Voilà donc une fois de plus la démonstration que les erreurs de diagnostic doivent expliquer bien des cas de guérison signalés à propos de la rage. Si l'homme expérimenté a de la tendance à voir la rage quand on lui présente un chien, qui a la gueule béante et se gratte le gosier ou le nez, il est donc possible qu'il se méprenne quelquefois ; et d'ailleurs celui qui n'est pas expérimenté a de la tendance à croire à la présence de quelque corps étranger toutes les fois que l'animal est dans cet état ; aussi est-il ordinairement indispensable que le vétérinaire pratique l'exploration de la bouche pour s'assurer de son état. Par cette exploration, qui sera faite en écartant les mâchoires et tout en évitant de se blesser ou de s'inoculer sur une plaie existante, le vétérinaire sortira facilement du doute, car il lui sera aisé de reconnaître la présence du corps étranger s'il existe réellement.

L'épilepsie peut simuler quelque peu la rage, à cause des accès convulsifs qu'elle détermine, à cause de l'écoulement de bave pendant les accès, à cause des cris de détresse et des mouvements convulsifs des mâchoires ; quelquefois même le chien peut mordre pendant ses accès. Néanmoins ce n'est pas là la physionomie ni la marche de la rage; les antécédents ne sont pas les mêmes, les symptômes passent avec l'accès, et, si la mort arrive, on ne trouve pas des corps étrangers dans l'estomac; enfin l'inoculation du bulbe ne donne pas la rage. — La maladie du jeune âge, qui s'accompagne souvent de symptômes nerveux, de convulsions, se distingue aisément de la rage, à cause de l'âge des malades, à cause de l'état catarrhal de certaines muqueuses, à cause de l'absence des principaux symptômes de cette dernière affection. — Diverses autres affections, telles que la gastrite, l'entérite, l'angine, certains empoisonnements, certaines affections vermineuses peuvent s'accompagner de certains symptômes de la rage. Ainsi l'angine s'accompagne de dyspnée et de l'hyperesthésie de la gorge; mais les autres symptômes de la rage font défaut. Ainsi la gastrite, l'entérite, la gastro-entérite, l'obstruction de l'intestin par des corps étrangers peuvent rendre le chien furieux et le déterminer à mordre; mais alors le chien ne mord que s'il est touché, tracassé; on observe d'ailleurs des symptômes fébriles, des douleurs abdominales, des vomissements alimentaires et les muqueuses ne deviennent pas violacées. Ainsi certains empoisonnements par des agents, qui irritent vivement les voies digestives, ou qui agissent comme excitateurs du système nerveux, ainsi certaines affections vermineuses, telles que celles déterminées par les tœnias échinocoques et par le pentastôme tœnioïde peuvent faire apparaître de la fureur, des symptômes nerveux; ainsi, d'après Lafontaine, la plique polonaise, maladie cutanée, déterminerait en s'attaquant au chien des symptômes de rage tels que salivation, tendance à mordre, inappétence, obscurcissement de la vue; ainsi une surcharge de l'estomac, l'existence d'un cancer abdominal, un corps étranger dans l'oreille, les démangeaisons cutanées, peuvent rendre le chien furieux ; il en est de même des ardeurs génésiques et des affections morales. Mais dans tous ces cas, outre que la contagion n'a pas lieu, on ne constate ni hallucinations, ni altération de la voix, ni anesthésie cutanée, ni physionomie rabique, etc. ; d'ailleurs les antécédents et certains symptômes qu'on n'observe pas dans la rage, la marche de la maladie, sa terminaison, la constatation de lésions non rabiques, la présence de parasites permettront ordinairement d'établir le diagnostic différentiel ; il resterait en dernier ressort l'inoculation. Il va sans dire que toute maladie rabiforme oblige à une grande prudence ; les malades doivent toujours être mis dans l'impossibilité d'exercer leur fureur.

Les mêmes règles s'appliquent au diagnostic de de la rage des autres animaux : enquête sur leurs antécédents, observation des symptômes et des lésions, inoculation révélatrice doivent être faites conformément aux mêmes principes. Il faut accorder une certaine importance à la constatation de la température, qui s'élève brusquement dès le début, pour baisser ensuite. Il est bon de rappeler en terminant que la rage peut être simulée dans une certaine mesure chez le cheval et chez les grands ruminants par d'autres affections, notamment par le vertige furieux chez le cheval, par le vertige et la fièvre vitulaire chez les grands ruminants. Ainsi on a pu prendre quelquefois pour de la rage, quand le diagnostic a été basé seulement sur la symptomatologie de l'affection observée, certains cas de vertige, lorsque les malades ont présenté des signes de fureur, lorsque des taureaux récemment châtrés ont offert des symptômes nerveux. On a signalé en effet récemment (Péron) des cas de vertige, chez les animaux bovins à la suite de la castration ou de certains accidents,qui simulaient la rage dans une certaine mesure et par un certain nombre de symptômes, tels que beuglements, diminution ou perte de l'appétit et de la rumination, raideur de la marche, frissons, tremblements musculaires, agitation convulsive des membres et de la tête, troubles de la vision, démarche chancelante, etc. Ainsi encore la fièvre vitulaire, la paraplégie s'accompagnent de symptômes, qui se montrent dans le cours de la rage. Cependant aucune de ces maladies ne ressemble complètement à la rage telle qu'on l'observe le plus souvent chez les herbivores ; la fureur n'a pas les mêmes caractères ; on ne constate pas généralement la même perversion de la sensibilité et des sens, ni la même modification de la voix ; l'origine et la marche de ces affections n'est pas la même, etc. ; en tous cas, quand le vétérinaire a des doutes, il doit d'abord faire mettre les animaux dans l'impossibilité de nuire; ensuite, pour asseoir définitivement son diagnostic,il tient compte des renseignements obtenus sur les antécédents des malades, il suit la marche de la maladie, pratique l'autopsie lorsque la mort survient, et au besoin inocule la matière des centres nerveux.

VARIATION DE L'INTENSITÉ VIRULENTE. — ATTÉNUATION. — IMMUNITÉ. — INOCULATIONS PROPHYLACTIQUES (MÉTHODE PASTEUR).

Nous avons déjà eu l'occasion de faire remarquer que non seulement la prédisposition à contracter la maladie variait suivant les espèces et suivant les individus, mais que l'activité virulente était différente aussi suivant les espèces, suivant les individus, et peut-être suivant les âges et suivant les phases de la rage. On a en effet admis, sans toutefois l'avoir établi expérimentalement, que la virulence était plus marquée pendant les paroxysmes de fureur, probablement parce qu'alors les germes morbides sont excrétés en plus grande abondance avec la bave. On avait d'ailleurs cru reconnaître que le virus s'atténuait et s'épuisait même, en traversant certains organismes (Capello). M. Rey avait constaté que le contage rabique éprouvait une certaine atténuation dans son activité, quand il passait par des organismes différents. Magendie, ayant inoculé la salive d'un enfant hydrophobe à un chien, obtint la rage au bout d'un mois; deux autres chiens mordus par ce premier sujet devinrent enragés au bout de 40 jours, mais plusieurs autres chiens mordus à leur tour par ces derniers ne devinrent pas malades. Cette expérience ne démontre nullement que l'état réfractaire ait été obtenu, ni que le virus ait été atténué par son passage successif sur deux ou trois générations de chiens; elle a le tort d'être seule et d'avoir été faite par la mise en œuvre d'un mode de contagion qui est loin d'être toujours sûr. — Auzias-Turenne avait entrevu et prédit qu'un jour on ferait jouer un rôle bienfaisant au virus de la rage; « il est probable, disait-il, qu'on trouvera ce principe sous une forme assez bénigne pour qu'on puisse s'en servir curativement ..... J'entrevois, ajoutait-il, briller dans l'arsenal thérapeutique de l'avenir une arme puissante, dont il reste à étudier l'emploi et le maniement...; il s'agit de l'inoculation. »

Dans mes recherches sur la rage, après avoir fait connaître la vraie symptomatologie de la maladie du lapin en vue de faciliter les recherches ultérieures, j'ai, depuis 1879, conféré plusieurs fois à des moutons une immunité bien décidée, en leur injectant dans la jugulaire une certaine quantité de virus, qui ne les faisait pas périr. J'ai ainsi le premier établi que l'immunité contre la rage mortelle pouvait être conférée à certains animaux par un procédé particulier d'inoculation.

Dans le mois de février 1881, je terminai une de mes communications à l'Académie de Médecine par la phrase suivante : « J'ai injecté sept fois de la salive rabique dans la jugulaire du mouton sans jamais obtenir la rage ; un de mes sujets d'expérience a été ensuite inoculé avec de la bave de chien enragé, et depuis plus de quatre mois que cette inoculation a été faite, l'animal s'est toujours bien porté, il semble avoir acquis l'*immunité*. » Le premier août 1881, je communiquai à l'Académie des Sciences le résultat de sept expériences successives, dans lesquelles neuf moutons et une chèvre, après avoir reçu une injection de virus rabique dans la jugulaire, avaient non seulement résisté (alors que dix animaux témoins inoculés par un autre procédé avec le même virus étaient morts de la rage), mais avaient de plus acquis l'immunité, qui leur permettait de résister ensuite à de nouvelles inoculations faites à la peau et dans le tissu sous-cutané. Je terminai cette communication par cette conclusion : « les injections de virus rabique dans les veines du mouton ne font pas apparaître la rage et semblent conférer l'immunité. » Je tiens à affirmer une fois de plus, d'après de nouvelles expériences, l'exactitude de la conclusion que j'avais formulée en février et en août de l'année 1881. Entre autres faits que je pourrais signaler, je me bornerai à relater les suivants :

1° Le 15 août 1881, le suc des centres nerveux d'un chien rabique fut injecté dans le péritoine de deux moutons et d'une chèvre, tandis que la salive buccale fut injectée à dose élevée dans la jugulaire d'un autre mouton ; à la date du 9 septembre les trois premiers étaient morts; le mouton qui avait reçu le virus dans la veine, fut assez fatigué le lendemain et le surlendemain de l'opération, mais son état s'améliora les jours suivants, et le 21 il fut tout à fait rétabli; il vivait le 20 octobre; à cette date il reçut en injection intra-péritonéale une dose massive de suc des centres nerveux d'un chien enragé, et il n'en continua pas moins à bien se porter jusqu'au 18 décembre, jour où il fut livré à la boucherie.

2° J'ai gardé pendant trois ans (1882-83-84) quatre moutons, qui, après avoir supporté l'injection intra-veineuse de virus rabique, se sont montrés constam·ment réfractaires à des inoculations réitérées par piqûres, morsures, scarifications.

3° Cinq chèvres ayant été inoculées le 25 janvier 1886, avec des matières rabiques, une seule a résisté, celle qui avait reçu, après avoir été inoculée comme les autres aux plats des cuisses, une injection intra-veineuse de virus. Cet animal a donc été préservé de la rage, qui lui avait été inoculée le 25 janvier; et de plus un état réfractaire persistant semble avoir résulté de l'injection intra-veineuse, car une nouvelle inoculation par injection hypodermique, faite le 19 avril, ne l'a pas rendu malade jusqu'au 6 juin, jour où il a été tué par une inoculation charbonneuse. Il est donc supposable que, si cette bête eût été mordue par un chien enragé, on aurait pu l'empêcher de devenir malade, en lui injectant sans retard dans la veine du virus recueilli sur le même animal.

4° Quatre moutons, ayant reçu du virus rabique dans la jugulaire le 13 mars 1886, ont ensuite résisté à une injection hypodermique jusqu'au 1er juillet, jour où ils ont été livrés à la boucherie.

Je m'abstiens de relater d'autres faits; ceux qui précèdent suffisent, il me semble, à établir que j'avais démontré le premier qu'on peut donner l'immunité, contre des morsures rabiques ou des inoculations réalisant à peu près les conditions des morsures rabiques, au mouton et à la chèvre, en leur injectant le virus de la rage dans la jugulaire. Dans le cours de mes expériences j'avais également constaté que le virus rabique, inoculé à doses massives, peut faire périr les animaux rapidement par suite d'une véritable intoxication. Après le fait d'intoxication signalé précédemment et qui avait été produit sur des moutons, j'ai, depuis 1880, constaté plus d'une fois pareil effet à la suite d'inoculations de fortes doses de matière rabique. Ainsi plus d'une fois j'ai vu mourir, presque comme foudroyés, des lapins, qui venaient de recevoir une injection intra-veineuse de matière rabique ; les uns se livraient à quelques mouvements désordonnés, comme s'ils avaient été saisis brusquement d'une vive frayeur et se débattaient ensuite quelques secondes avant de mourir ; d'autres restaient paralysés et sans mouvements aussitôt après l'opération, puis se débattaient quelques secondes et mouraient ; d'autres se livraient à une course désordonnée pendant quelques secondes, puis tombaient, se débattaient encore quelques secondes et mouraient ; d'autres enfin succombaient aussitôt après l'injection en essayant toutefois de s'échapper ; dans tous les cas la mort arrivait quelques secondes, une minute ou deux minutes tout au plus après l'opération ; cependant quelques-uns vivaient quelques heures, mais ordinairement ceux qui ne mouraient pas aussitôt après l'opération résistaient ensuite. Ces cas d'intoxication étaient toujours évités quand on employait de faibles doses de virus. Chez le mouton et chez le chien, j'ai constaté aussi des phénomènes d'intoxication après l'injection intra-veineuse de fortes doses de virus rabique ; j'en ai vu qui étaient essoufflés, qui titubaient, salivaient et présentaient des frissons sur tout le corps. J'ai enfin, dans une expérience, échoué, en essayant de rendre rabique, par inoculations et injections hypodermiques, un mouton, qui avait reçu en injection intrapleurale une dose considérable de matière rabique préalablement chauffée à l'ébullition et filtrée; en sorte que, si l'animal n'était pas doué de l'immunité naturelle, il devait sa préservation vraisemblablement à la saturation de son organisme par le poison rabique.

Quant à la variation de l'intensité virulente suivant les espèces, elle n'est pas douteuse, surtout depuis les belles expériences de M. Pasteur, dont il sera question plus loin. Nous avons déjà vu ce qu'en pensaient nos devanciers et notamment ce qui résulte des expériences de M. Rey, faites avec la rage des herbivores. Comme celles de M. Rey, mes expériences m'ont à chaque pas démontré que la rage des herbivores (mouton et chèvre) est, quand on emploie les procédés ordinaires d'inoculation, plus difficilement et moins sûrement transmissible que celle des carnivores et du lapin; et il en est ainsi, soit qu'on l'inocule à des moutons, soit qu'on la transporte chez le chien ou le lapin.

Dans une communication faite le 11 décembre 1882 à l'Académie des Sciences, par M. Pasteur, on lit « l'inoculation non suivie de mort de la salive ou du sang rabique, par injection intra-veineuse *chez le chien*, ne préserve pas ultérieurement de la rage et de la mort à la suite d'une inoculation nouvelle de matière rabique pure faite par trépanation ou par inoculation intra-veineuse. — Ces résultats contredisent ceux qui ont été annoncés par M. Galtier à cette Académie le 1er août 1881, par des expériences faites *sur le mouton.* » M. Pasteur ne dit pas s'il a obtenu les mêmes résultats chez le mouton.

M. Gibier, d'après ses expériences (trop peu nombreuses), croit que le virus rabique, sans danger pour les oiseaux, s'atténue dans leur organisme; un chien inoculé avec le virus de la poule eut, 25 jours après, de l'inappétence, des vomissements et se remit, tandis qu'un cobaye et un rat inoculés avec le même virus moururent enragés; 2 mois après, une nouvelle inoculation fut faite au même chien avec le virus du coq, il n'y eut rien d'anormal, tandis qu'un rat et un cobaye inoculés avec le même virus moururent enragés; 3 mois après, une 3me inoculation fut pratiquée au chien avec le virus du rat, il n'y eut rien d'anormal encore; 3 mois plus tard, une 4me inoculation eut lieu avec du virus de chien, pas de rage encore, tandis qu'un chien témoin inoculé avec le même virus mourut enragé. Le chien de M. Gibier n'était-il pas naturellement réfractaire? L'expérience doit être répétée pour pouvoir conclure. M. Gibier avait également annoncé qu'il avait réussi à atténuer le virus rabique, dans des expériences de laboratoire, au moyen du froid; selon lui « le froid à 0°, à-5°, à-10°, à-15°, à-20°, à-25°, à-30°, même prolongé pendant plusieurs heures, ne paraît exercer aucune action sur le virus de la rage; mais si l'on soumet, à-35° pendant huit heures, de la matière virulente rabique, les animaux inoculés ne meurent pas tous; si l'on porte à-40° ou -43° cette même matière rabique, les animaux inoculés (chiens et lapins) résistent, et, après avoir présenté un peu de malaise pendant quelques jours, il se rétablissent; je n'ai pas eu le temps de constater si cette inoculation confère l'immunité contre la rage.» (Gibier). M. Pasteur cette fois encore est venu, « après avoir apporté beaucoup de soins à contrôler certaines assertions récentes concernant une atténuation présumée du

virus rabique par l'action du froid », affirmer qu'il
n'avait pas obtenu les mêmes résultats que M. Gibier, bien qu'il eût fait sur ce point des expériences
plus nombreuses. — Procédant par étapes, M. Pasteur
en est arrivé à conférer l'immunité au chien avec un
virus atténué par un procédé de culture dans l'organisme de certains animaux. Il a d'abord constaté
des cas de guérison spontanée de rage ; il a vu dans
une de ses expériences, sur trois chiens inoculés qui
étaient devenus enragés, l'un d'eux se rétablir et
résister ensuite à deux réinoculations par trépanation ; il a ensuite rencontré parmi ses animaux d'expérience trois autres chiens, qui ont résisté aux réinoculations, soit qu'ils eussent été « préservés contre la rage par la maladie bénigne guérie, qui aurait
échappé à l'observation », soit qu'ils fussent « réfractaires naturellement à la rage, si tant est qu'il y
ait de tels chiens ». Il a enfin reconnu que le virus
rabique est « susceptible de manifester des virulences variées » ; il a reconnu « que le passage d'un
virus rabique par les diverses espèces animales
permet de modifier plus ou moins profondément la
virulence de ce virus » ; il a constaté que quand
« par des passages successifs le virus a atteint une
sorte de fixité propre à chaque espèce, la virulence
de ce virus est loin d'être la même et qu'elle diffère
sensiblement de la virulence de la rage canine, virulence fixée elle-même par les nombreux passages de
chiens à chiens par morsures depuis un temps immémorial ». Cette constatation faite, M. Pasteur était
sur la voie de la découverte de la vaccination. La
fixité de la virulence pour une espèce donnée peut
être obtenue à un point tel que la durée de l'incubation peut être calculée à l'avance d'une façon très
exacte ; c'est ainsi qu'il a pu obtenir des virus qui
donnaient régulièrement la rage en sept à huit jours

au lapin, en cinq à six jours au cobaye ; toutes choses étant égales d'ailleurs, la virulence dans une même espèce est en raison inverse de la durée de l'incubation. Peu à peu des données nouvelles s'ajoutent aux précédentes, et le moyen de rendre réfractaires à la rage les chiens, en aussi grand nombre qu'on peut le désirer, est trouvé ; on entrevoit dès lors l'avenir prochain où « il suffira d'une mesure de police sanitaire bien simple, la vaccination obligatoire des chiens, pour faire disparaître cette atroce maladie », et où l'homme ne sera partant plus exposé à la contracter. Voici d'ailleurs l'exposé succinct de la méthode d'atténuation à laquelle M. Pasteur a eu recours tout d'abord pour rendre le virus rabique bénin, tout en lui laissant le pouvoir de conférer l'immunité : « Si l'on passe du chien au singe et ultérieurement de singe à singe, la virulence du virus rabique s'affaiblit à chaque passage. Lorsque la virulence a été diminuée par ces passages de singe à singe, si le virus est ensuite reporté sur le chien, sur le lapin, sur le cobaye, il reste encore atténué... la virulence ne revient pas de prime saut à la virulence du chien à rage des rues. L'atténuation dans ces conditions peut être amenée facilement par un petit nombre de passages de singe à singe, jusqu'au point de ne jamais donner la rage au chien par des inoculations hypodermiques. L'inoculation par la trépanation, méthode si infaillible pour la communication de la rage, peut même ne produire aucun résultat en créant néanmoins pour l'animal un état réfractaire à la rage. La virulence du virus rabique s'exalte quand on passe de lapin à lapin, de cobaye à cobaye. Il faut plusieurs passages par le corps de ces animaux pour qu'elle recupère son état de virulence maximum, quand elle a été diminuée d'abord chez le singe. De même la virulence du chien à rage des

rues, qui n'est pas de virulence maxima, exige,
quand elle est portée sur le lapin,plusieurs passages
par des individus de cette espèce avant d'atteindre
son maximum. Lorsque la virulence est exaltée et
fixée au maximum sur le lapin, elle passe exaltée
sur le chien et elle s'y montre beaucoup plus intense
que la virulence du virus rabique du chien à rage
des rues. Cette virulence est telle, dans ces conditions, que le virus qui la possède, inoculé dans le
système sanguin du chien, lui donne constamment
une rage mortelle. On comprend... que l'expérimentateur puissé avoir à sa disposition des virus rabiques atténués de diverses forces; les uns non
mortels préservent l'économie des effets du virus
plus actif et ceux-ci des virus mortels ». Ainsi « on
extrait le virus rabique d'un lapin par trépanation,à
la suite d'une durée d'incubation, qui dépasse de
plusieurs jours l'incubation la plus courte chez le
lapin. Celle-ci est invariablement comprise entre
sept à huit jours, à la suite de l'inoculation par trépanation du virus le plus virulent. Le virus du lapin à
plus longue incubation est inoculé, toujours par
trépanation,à un second lapin ; le virus de celui-ci à
un troisième. A chaque fois, ces virus qui deviennent
de plus en plus forts sont inoculés à un chien. Ce
dernier se trouve être ensuite capable de supporter
un virus mortel. Il devient entièrement réfractaire à
la rage, soit par inoculation intra-veineuse, soit par
trépanation du virus de chien à rage des rues. Par
des inoculations de sang d'animaux rabiques, dans
des conditions déterminées, je suis arrivé à simplifier beaucoup les opérations de la vaccination et à
procurer au chien l'état réfractaire le plus décidé. Il
y aurait un intérêt considérable présentement et
jusqu'à l'extinction de la rage par la vaccination, à
pouvoir supprimer le développement de cette affection

à la suite de morsures par des chiens enragés. Sur ce point les premières tentatives que j'ai entreprises me donnent les plus grandes espérances de succès. Grâce à la durée d'incubation de la rage, j'ai tout lieu de croire que l'on peut sûrement déterminer l'état réfractaire des sujets avant que la maladie mortelle éclate à la suite de la morsure. Les premières expériences sont très favorables à cette manière de voir, mais il faut les multiplier à l'infini sur des espèces animales diverses avant que la thérapeutique humaine ait la hardiesse de tenter sur l'homme cette prophylaxie ». Tels sont les principaux faits annoncés en 1884 par M. Pasteur, qui, à la suite de cette dernière communication, avait demandé et obtenu qu'une commission entreprît de contrôler ses conclusions, s'offrant à lui fournir vingt chiens qu'il avait rendus réfractaires et à en rendre un pareil nombre également réfractaires en opérant devant elle. Avant de faire connaître les résultats obtenus par la commission, voici le résumé de la conférence faite en 1884 par M. Pasteur au congrès international de Copenhague. Il commence par poser en principe que « se proposer tout d'abord la recherche de la guérison, c'est s'exposer le plus souvent à un labeur stérile; c'est vouloir en quelque sorte attendre le progrès du hasard », et que « mieux vaut entreprendre de connaître en premier lieu la nature, la cause et l'évolution de la maladie avec l'espoir lointain d'en découvrir la prophylaxie ». C'est en appliquant ce principe qu'il a constaté : que « le virus rabique se développe invariablement dans le système nerveux, dans l'encéphale, dans la moelle épinière, dans les nerfs et dans les glandes salivaires » ; que toutefois il « n'apparaît pas simultanément dans toutes ces parties » ; qu'il « peut par exemple se cultiver à l'extrémité de la moelle avant

d'atteindre le cerveau » ; qu'on « peut le rencontrer
en un ou plusieurs points de l'encéphale et non dans
les autres » ; que sur un animal sacrifié en pleine
rage « la recherche de la présence ici ou là du virus
rabique dans le système nerveux ou dans les glandes
peut être assez longue » ; mais que toutes les fois
que « la mort arrive naturellement par le développement de la rage... le bulbe est toujours rabique »,
et que la matière puisée dans cette partie de l'encéphale donne toujours la rage, quand on l'inocule « à
la surface du cerveau dans la cavité arachnoïdienne
par l'opération du trépan », soit chez le chien, soit
chez le cochon d'inde, soit chez le lapin. Il restait,
pour arriver à la découverte d'une méthode de vaccination contre la rage, à démontrer que le virus
rabique peut « revêtir des intensités diverses dont
les plus faibles pourront servir à titre vaccinal » ;
il restait enfin à trouver « une méthode permettant
de produire ces virulences diverses ». Pour évaluer
la force du virus rabique, on ne saurait prendre pour
critérium les symptômes extérieurs de la maladie,
qui sont très variables et qui dépendent des localisations primitives du virus dans telles ou telles
parties de l'encéphale et de la moelle, à tel point que
la forme la plus tranquille et la plus caressante peut
engendrer la forme la plus furieuse ; on ne saurait
davantage adopter pour critérium la durée de l'incubation, abstraction faite du mode de transmission et
de la quantité de matière inoculée, car l'incubation
varie beaucoup suivant les modes d'inoculation ; mais
on peut évaluer « assez sûrement l'intensité du virus
rabique par la durée de l'incubation, à la double
condition d'adopter la méthode d'inoculation intra-
crânienne, d'éloigner en outre par la proportion de
la matière inoculée une des grandes causes de per-
turbation des résultats inhérents aux inoculations

par morsures, injections hypodermiques ou intra-
veineuses », dans lesquelles la variabilité des durées
de l'incubation est due « à la grande variation possible des proportions toujours indéterminées de virus
inoculé atteignant le système nerveux central ». En
employant la méthode d'inoculation par trépanation
et en inoculant des quantités de virus « supérieures,
bien que très faibles, aux quantités qui seraient seulement nécessaires pour donner la rage... les irrégularités dans les durées d'incubation d'un même
virus tendent à disparaître complètement, parce
qu'on atteint toujours au maximum d'effet qu'un
virus peut produire ; ce maximum se caractérise par
un minimum dans la durée d'incubation. Cette méthode affranchit les durées d'incubation de leurs causes perturbatrices et les rend exclusivement dépen-
dantes des activités des virus, dont les mesures
respectives sont données par les minimums des
durées d'incubation que ces activités déterminent ».
Etudiée d'après cette méthode, la rage canine s'est
montrée « très sensiblement une dans sa virulence ;
ses modifications très restreintes d'ailleurs, paraissent ne dépendre que des susceptibilités des diverses
races connues ». La matière du bulbe étant broyée
dans deux ou trois fois son volume d'un liquide stérilisé et deux gouttes du liquide surnageant étant
inoculées à des lapins, après trépanation, avec l'aiguille d'une seringue Pravaz « un peu courbée à
son extrémité qu'on engage à travers la dure mère
dans la cavité arachnoïdienne », M. Pasteur a observé ce qui suit, quelles qu'aient été les « époques des
diverses saisons d'une même année ou de plusieurs
années », et quelles qu'aient été les races des chiens
rabiques : « Sur tous les lapins la durée d'incubation est comprise, pour ainsi dire sans exception,
dans un intervalle de douze à quinze jours. Jamais

on ne tombe sur des durées d'incubation de onze, de dix, de neuf et de huit jours, jamais non plus sur des durées d'incubation de plusieurs semaines et de plusieurs mois. » Que si l'on prend sur un des lapins, ainsi morts de la rage après avoir été inoculés avec le virus du chien atteint de la rage des rues, la substance du bulbe, qu'on la broie dans deux ou trois fois son volume de liquide stérilisé et qu'on inocule « toujours par trépanation deux gouttes du liquide... à un second lapin, dont le bulbe servira de même pour un troisième lapin, le bulbe de celui-ci pour un quatrième et ainsi de suite, on verra manifestement, dès les premiers passages, une tendance à la diminution de la durée dans l'incubation de la rage des lapins successifs ». Des lapins, inoculés par trépanation avec la matière des centres nerveux d'une vache morte de la rage, devinrent enragés en dix-sept et dix-huit jours; deux nouveaux lapins, inoculés de même avec le bulbe de l'un des précédents, devinrent enragés, l'un au bout de quinze et l'autre au bout de vingt-trois jours, ce qui démontre un fait qui est général c'est que « il y a de grandes irrégularités dans les durées d'incubation des nouveaux animaux inoculés » toutes les fois qu'on passe « de la rage d'un animal à un autre animal d'espèce différente, avant que le virus rabique du premier soit fixé dans sa virulence maximum ». Le bulbe du lapin devenu enragé le premier « est inoculé à deux nouveaux lapins toujours par trépanation. L'un d'eux est pris de rage après dix jours, l'autre après quatorze jours. Avec le bulbe du premier mort on inocule encore deux nouveaux lapins; cette fois la rage se déclare en dix jours pour l'un, en douze jours pour l'autre. Au cinquième passage par deux lapins la rage s'est déclarée en onze jours pour chacun d'eux; en onze jours également pour le

sixième passage; en douze jours pour le septième;
en dix et onze jours pour le huitième; en dix jours
pour le neuvième et le dixième passage; en neuf
jours pour le onzième; en huit et neuf jours pour le
douzième et ainsi de suite, avec des variations de
vingt-quatre heures au plus, jusqu'au vingt et uniè-
mé passage, où la rage s'est déclarée en huit jours,
et ultérieurement toujours en huit jours jusqu'au
cinquantième passage... ». « Les cochons d'inde
conduisent plus vite au maximum de la virulence
qui leur est propre. Dans cette espèce, la durée de
l'incubation, également variable et irrégulière au
début des passages successifs, se fixe assez promptement à une durée minimum de cinq jours. Sept ou
huit passages seulement de cobaye à cobaye conduisent au maximum de la virulence. Du reste,
suivant l'origine du premier virus inoculé, on observe
chez les cobayes et chez les lapins des différences
dans le nombre des passages nécessaires pour
atteindre le maximum de la virulence. Si l'on vient
à reporter ces rages de virulence maximum, offertes
par les lapins et par les cobayes, sur des sujets de
la race canine, on obtient un virus rabique de chien
qui dépasse de beaucoup la virulence commune de
la rage des chiens. » Inspiré par l'idée de Jenner, qui
le premier émit l'opinion qu'on pouvait adoucir la
virulence du horse-pox en le faisant passer par la
vache, M. Pasteur a entrepris de nombreux essais
pour atténuer la virulence du virus rabique « mais
la plupart des espèces éprouvées exaltèrent la virulence à la manière du lapin et du cobaye; heureusement il n'en fut pas de même de l'espèce singe. Un
premier singe est inoculé par trépanation avec le
bulbe d'un chien rabique, qui avait été inoculé lui-
même avec le virus d'un enfant mort de la rage;
onze jours après la rage se déclare; de ce premier

singe on passe à un second qui est encore pris
de rage en onze jours. Chez un troisième la rage ne
se déclare qu'après vingt-trois jours, etc. Le bulbe
de chacun des singes fut inoculé par trépanation
chaque fois à deux lapins. Or les lapins issus du
premier singe furent pris de rage entre treize et seize
jours; ceux du deuxième entre quatorze et vingt
jours; ceux du troisième entre vingt-six et trente
jours; ceux du quatrième tous deux après vingt-huit
jours; ceux du cinquième après vingt-sept jours;
ceux du sixième après trente jours ». La virulence
diminue donc par le passage de singe à singe, à tel
point que le chien, inoculé par trépanation avec le
bulbe du cinquième singe, a une incubation d'au
moins cinquante-huit jours. « D'autres observations
de même nature, faites sur des séries de singes, ont
conduit à des résultats de même ordre. Nous sommes
donc en possession d'une méthode qui permet d'atténuer la virulence rabique. Des inoculations successives de singe à singe donnent des virus qui, reportés
sur des lapins, leur communiquent la rage après
des durées d'incubation dont la longueur augmente
progressivement. Néanmoins si l'on part de l'un
quelconque de ces lapins pour inoculer successivement de nouveaux lapins, la rage de ceux-ci obéit à
la loi d'augmentation de la virulence par passage de
lapin à lapin.... L'application de ces faits met entre
nos mains une méthode de vaccination des chiens
contre la rage. Comme point de départ, on prendra
l'un des lapins issus d'un singe de passage assez
élevé pour que les inoculations hypodermiques ou
intra-veineuses du bulbe de ce lapin n'entraînent pas
la mort. Les inoculations préventives suivantes ont
lieu avec les bulbes de lapins provenant par passages successifs du lapin qui sert d'origine. Dans nos
expériences nous avons employé le plus souvent

l'inoculation de virus de lapins morts après des durées d'incubation de quatre semaines, en renouvelant trois et quatre fois les inoculations préventives avec les bulbes des lapins provenant successivement les uns des autres à la suite du lapin qui avait servi de point de départ. Je n'entre pas ici dans plus de détails parce que j'attends de nos expériences actuelles de grandes simplifications à ces pratiques. »

La commission, chargée de contrôler les conclusions de M. Pasteur, composée de MM. Béclard, P. Bert, H. Bouley, Tisserand, Villemin et Vulpian, ne tarda pas à faire connaître ses premiers travaux : des inoculations rabiques furent faites, sur les chiens réfractaires présentés par M. Pasteur et sur un pareil nombre de témoins, par morsure, par trépanation et par injection intra-veineuse; aucun des chiens vaccinés ne devint malade, tandis que les témoins moururent de la rage. M. Pasteur avait livré à la commission dix-neuf (23) chiens vaccinés dont treize avaient déjà été réinoculés par trépanation avec du virus fort ; dix-neuf chiens non vaccinés furent pris comme témoins. Deux vaccinés et deux témoins furent inoculés par trépanation avec le bulbe d'un chien rabique des rues; un vacciné et un témoin furent mordus par un chien rabique furieux des rues; un autre vacciné et un autre témoin furent mordus le lendemain par le même chien; trois chiens vaccinés et trois témoins furent ensuite inoculés par trépanation avec le bulbe du même malade; un vacciné et un témoin furent mordus par un chien rabique des rues ; un vacciné et un témoin furent mordus par un des témoins de la 1re catégorie, qui était devenu rabique quatorze jours après la trépanation ; trois vaccinés et trois témoins furent inoculés par injection intra-veineuse avec le bulbe d'un chien à rage des rues; huit vaccinés et quatre

témoins furent inoculés par injection intra-veineuse
avec le virus le plus actif que possédait M. Pasteur ;
un chien vacciné et un chien témoin furent inoculés
par injection intra-veineuse avec le bulbe d'un des
témoins trépané et mort vingt-cinq jours après ;
deux vaccinés et deux témoins furent mordus par
un chien rabique des rues. La commission opéra
ainsi sur quarante-deux chiens, dont dix-neuf témoins
et vingt-trois vaccinés ; depuis le 1er juin, date de la
1re expérience, jusqu'au 4 août (la dernière expérience
ayant eu lieu le 28 juin), sur les dix-neuf témoins on
observa trois cas de rage parmi les six chiens
mordus, six parmi les huit inoculés dans la veine,
cinq sur les cinq trépanés, soit quatorze cas de rage,
alors que les vaccinés avaient tous résisté, sauf un
qui mourut d'une autre maladie. Parmi les chiens
vaccinés, qui résistèrent à l'injection intra-veineuse,
s'en trouvait un, qui avait été vacciné après avoir été
mordu par un chien enragé, et qui avait survécu,
alors qu'un autre chien mordu en même temps p>r
le même rabique était devenu enragé au bout de
soixante-cinq jours. Cette première partie de sa
tâche remplie, la commission avait à s'occuper de
vacciner elle-même, pour s'assurer ensuite que les
animaux vaccinés par elle avaient bien acquis
l'immunité ; elle avait également « à s'occuper de la
prophylaxie de la rage chez les chiens mordus, en
créant chez eux, pendant la durée de l'incubation,
une immunité capable d'empêcher le virus de la
morsure de déterminer la rage » ; mais elle ne fit
aucune nouvelle communication. Tels qu'ils étaient
les résultats déjà obtenus laissaient concevoir de
légitimes espérances pour un avenir prochain ; et
on ajoutait alors (H Bouley) qu'il serait convenable,
si, comme il y avait lieu de le croire, les faits annoncés par M. Pasteur se reproduisaient identiques,

avec constance, d'exiger « que les chiens, qui sont le plus susceptibles de propager la rage par la nature de leurs services, comme les chiens de garde, les chiens de berger, ceux de bouvier, les chiens de chasse à courre, soient soumis obligatoirement à l'inoculation préventive de la rage ».

Mais plus tard, ayant reconnu que l'application de la méthode précédente exposait à des accidents et ne permettait pas de rendre sûrement réfractaires tous les animaux inoculés, M. Pasteur a découvert une méthode plus pratique, plus sûre et plus prompte, basée sur les faits déjà connus : Un lapin inoculé sous la dure mère après trépanation, avec la moelle de chien enragé, devient enragé au bout d'une quinzaine de jours ; la durée de l'incubation va en diminuant en passant successivement d'un 1er à un 2me lapin, d'un 2me à un 3me, et ainsi de suite en employant le même procédé d'inoculation ; au bout de 20 à 25 générations successives, l'incubation est réduite à 8 jours et se maintient à ce chiffre durant 20 à 25 nouvelles générations successives, pour tomber à 7 jours et garder cette durée jusqu'à la 90me génération ; les moelles de ces lapins sont virulentes dans toute leur étendue ; des fragments de ces moelles, détachés dans les meilleures conditions de pureté, et suspendus dans un air sec, perdent graduellement leur virulence, qui s'éteint plus rapidement quand les bouts de moelle sont peu épais et quand la température ambiante est plus élevée, et qui se conserve plus longtemps quand la température est basse ; la moelle rabique, placée à l'abri de l'air dans l'acide carbonique et à l'état humide, conserve sa virulence sans atténuation pendant plusieurs mois, si elle est préservée contre les microbes étrangers.

« Dans une série de flacons, dont l'air est entre-
« tenu à l'état sec par des fragments de potasse
« déposés à leur fond, on suspend chaque jour un
« bout de moelle rabique fraîche de lapin mort de
« rage, développée après incubation de 7 jours ;
« chaque jour on injecte sous la peau d'un chien
« une seringue Pravaz de bouillon stérilisé, dans
« lequel on a délayé un fragment de moelle en des-
« siccation, en commençant par une moelle d'un
« numéro d'ordre assez éloigné du jour où l'on opère
« pour être sûr qu'elle n'est pas virulente ; les
« jours suivants on opère de même avec des moëlles
« plus récentes, séparées par un intervalle de deux
« jours, jusqu'à ce qu'on arrive à une dernière
« moelle très virulente placée depuis 1 ou 2 jours
« en flacon ; le chien est alors rendu réfractaire, on
« peut lui inoculer du virus rabique sous la peau ou
« à la surface du cerveau par trépanation sans que
« la rage se déclare.» Ayant ainsi rendu réfractaires 50 chiens sans un seul insuccès, et d'un autre
côté ayant obtenu l'état réfractaire sur un grand
nombre de chiens après morsure, M. Pasteur en-
treprit l'essai de sa méthode chez l'espèce humaine
sur un enfant de 9 ans mordu par un chien enragé
depuis 60 heures ; le 1er jour on lui injecta sous la
peau de l'hypochondre 1/2 seringue de moelle de
lapin mort rabique depuis 15 jours et conservée
depuis lors dans l'air sec ; le 2me jour, 1/2 seringue
de moelle de 14 jours ; le 3me jour, 1/2 seringue de
moelle de 12 jours ; le 4me jour, 2 fois 1/2 seringue
de moelle de 11 et de 9 jours ; le 5me jour, 1/2 seringue de moelle de 8 jours ; la 6me, de la moelle
de 7 jours ; le 7me, de la moelle de 6 ; et ainsi de
suite les 8me 9me 10me 11me 12me jours avec des moelles
de 5, de 4, de 3, de 2, de 1 jour ; chaque moelle était
inoculée en outre à deux lapins. Celles des 5 pre-

miers jours ne les rendirent pas enragés, celles des
6 derniers jours se montrèrent de plus en plus ac-
·tives et firent apparaître la rage après 15, 8, 7 jours;
l'enfant avait donc reçu du virus renforcé par un
grand nombre de passages sur le lapin, capable de
donner la rage à cet animal après une incubation de
7 jours et au chien après une incubation de 8 à
10 jours ; ceci se passait en juillet 1885, et, à cette
date (avril 1886) l'enfant va bien. M. Pasteur a
constaté que « les retards dans les durées d'incu-
« bation de la rage communiquée jour par jour à
« des lapins, pour éprouver l'état de virulence des
« moelles désséchées à l'air, sont un effet d'appau-
« vrissement en quantité du virus rabique qu'elles
« contiennent, et non un effet d'une atténuation en vi-
« rulence.» Conséquemment on pourrait se demander
s'il ne serait pas possible d'amener l'état réfractaire
en inoculant des quantités quotidiennement crois-
santes du même virus. Mais on peut aussi expliquer
autrement les résultats obtenus : Les microbes semblent produire dans leurs cultures des matières, qui
nuisent à leur développement ; ainsi celui du rouget
donne une récolte très faible, probablement à cause
d'un produit qui prend naissance et qui en arrête le
développement ; ainsi l'aspergillus niger produit une
substance qui arrête en partie sa pullulation, quand
le milieu nutritif ne renferme pas un sel de fer ;
n'est-il pas possible qu'à côté du germe rabique il
y ait une matière nuisant à sa pullulation ? En tous
cas le traitement devra être mis en œuvre autant que
possible dans les premiers jours qui suivront la morsure. — La nouvelle méthode Pasteur, pour prévenir
la rage après morsure, a quelque analogie avec celle
des indigènes du désert de Kalahari dans l'Afrique
centrale, qui, au dire de l'explorateur Farini, se préservent des effets des morsures des serpents vé-

nimeux en s'inoculant, par une incision faite au voisinage de la morsure, une pincée de poudre préparée avec des glandes à venin desséchées.

A l'époque du Congrès vétérinaire sanitaire de 1885, c'est-à-dire quelques jours après qu'il venait de communiquer aux corps savants sa méthode prophylactique et l'essai qu'il en avait déjà fait sur l'espèce humaine, M. Pasteur parlait d'un essai tenté sur des animaux mordus dans les conditions suivantes : deux chiens, trois vaches et deux veaux mordus par un chien enragé, dans la nuit du 6 au 7 octobre, furent soumis aux inoculations à partir du 12, et l'un des chiens mourut 15 jours après la morsure, lorsqu'il restait encore trois inoculations à faire, après avoir été paralysé du train postérieur ; la matière du bulbe de cet animal fut inoculée à des lapins pour savoir s'il était mort de la rage ; le résultat de cet essai n'a pas été que je sache communiqué dans la suite.

En février 1886, M. Pasteur résuma ainsi qu'il suit devant l'Académie des Sciences les résultats obtenus par l'application de sa méthode chez l'espèce humaine : La 1re personne inoculée ainsi que la 2me allaient bien et il y avait 8 mois et 4 mois 1/2 qu'elles avaient été mordues ; de nombreuses personnes mordues par des animaux enragés et venues de France, des autres contrées de l'Europe et même d'Amérique avaient été soumises au traitement préventif ; M. Pasteur en était à ce moment (25 février) à la 350e. De toutes ces 350 personnes une seule était morte enragée, c'était une enfant de 10 ans chez laquelle le traitement avait été commencé 37 jours après la morsure ; elle était devenue enragée quelques jours après les dernières inoculations. Était-ce le traitement qui au lieu de la préserver l'avait rendue enragée? on aurait pu le croire, car elle n'avait présenté les premières atteintes du mal que 55 jours après la morsure et 18 jours après les 1res inoculations ; mais M. Pasteur prétendit que l'expérience avait démontré « d'une façon irréfragable que l'enfant était morte de la rage que lui avait communiquée le chien. » Voici sa démonstration : 24 heures après la mort de l'enfant, un fragment de cervelle fut retiré du crâne par trépanation et inoculé à deux lapins, qui furent pris de la rage paralytique 18 jours après ; la moelle de ces deux lapins inoculée par trépanation à deux autres lapins les fit mourir enragés au bout de quinze jours ; or si l'enfant fût morte des inoculations, les deux derniers lapins eussent dû devenir enragés en 7 jours et non en quinze jours. A quoi on a objecté que le virus inoculé avait pu s'atténuer en passant chez l'enfant, que l'enfant devait peut-être sa rage aux 1res inoculations virulentes et non aux dernières, etc. Sur les autres 349 personnes, pas un accident local, pas de rage ; et cependant la plupart avaient déjà franchi la durée ordinaire de l'incubation (40 à 60 jours). En suite de cette communication, fut décidée la création à Paris d'un Institut vaccinal dit *Institut Pasteur*, pour le traitement des personnes mordues, qui pourront y venir de la France et de l'Étranger ; la création de cet établissement sera faite au moyen d'une souscription internationale publique.

A la date du 12 avril 1886, le nombre total des personnes traitées s'élevait à 726 (appartenant à diverses nationalités), dont 688 mordues par des chiens enragés, et les autres par d'autres animaux surtout par des loups. Sur les 688 mordues par des chiens enragés, toutes, excepté la jeune fille dont il a été question précédemment, s'en étaient bien tirées. Mais les morsures des loups enragés, de tous temps reconnues comme très graves (la plupart ou

la totalité des personnes mordues mourant de la
rage, de plus l'incubation semblant alors plus courte
qu'à la suite des morsures de chien), ont eu des
suites moins heureuses. Sur 19 Russes, mordus le
même jour par le même loup enragé et traités 15
jours après l'accident, 3 sont morts enragés. Ces
3 insuccès sont dus : 1° à ce que le traitement a
été entrepris trop tard ; 2° à ce que la rage du loup
incube moins longtemps que celle du chien ; 3° à
ce que la mortalité est plus élevée à la suite des
morsures de loup, à cause de leur siège ordinaire à la
tête, à cause de leur profondeur, de leur étendue
et de leur multiplicité. « L'autopsie des trois Russes,
qui ont succombé à l'Hôtel-Dieu et l'inoculation
de la moelle allongée du premier de ces Russes à
des chiens, des lapins et des cobayes, prouve que le
virus du loup et celui du chien ont sensiblement la
même violence, et que la différence entre la rage du
loup et la rage du chien tient surtout au nombre et
à la nature des morsures. Ces faits m'ont conduit
à chercher si, dans le cas de morsures par loups enragés, la méthode ne pourrait pas être utilement
modifiée par des inoculations en plus grande quantité et dans un temps plus court. Je ferai part ultérieurement des résultats à l'Académie. Dans tous
les cas, pour le loup en particulier, il est bon de
se soumettre le plus tôt possible au traitement
préventif. » (Pasteur).

Quelques jours après cette communication, M.
Pasteur s'exprimait ainsi en la présentant à l'Académie de Médecine : « A l'heure actuelle le nombre
des personnes traitées est de 950. Quant aux accidents qui se sont produits, malgré le traitement
employé, ils sont connus de tous, grâce à la publi-
cité que s'est empressée de leur donner la presse
hostile, car, en effet, il y a une presse hostile à la

méthode, et cela n'a rien d'étonnant, puisque cette hostilité se rencontre dans cette enceinte même. Quoi qu'il en soit, voici quels sont ces résultats : Il y a eu 5 Russes mordus par des loups qui sont morts ; il y a eu également une femme russe de soixante ans, mordue par un chien, qui est arrivée 15 jours après la morsure, et qui est morte 15 jours après son arrivée; mais cette femme avait 16 blessures au front et aux mains, et ces blessures étaient extrêmement graves. Que serait-il arrivé si cette femme était venue plus tôt, on ne saurait le dire, mais il n'est pas déraisonnable d'admettre que la gravité des blessures a été précisément la cause de sa mort. Si maintenant l'on fait abstraction de ces malades arrivés de Russie, on voit que sur les 950 malades provenant de tous les points de l'Europe et traités par la méthode, il n'y a de morte que la petite Lepelletier, morte trente-sept jours après des morsures effroyables à la tête et au creux de l'aisselle. Sur tous les autres malades, le traitement a été efficace ».

J'emprunte, à M. le docteur Constantin James, la relation d'un cas de rage furieuse survenue sur une des personnes inoculées par M. Pasteur. Six Roumains, mordus par un chien enragé depuis une quinzaine de jours, et dont les plaies avait été cautérisées au fer rouge, ayant été soumis aux inoculations préventives dès le 26 mai, et pendant onze jours, l'un d'eux fut pris de la maladie au moment de quitter Paris et présenta tous les symptômes de la rage furieuse tels que : surexcitation, agitation insolite, impressionnabilité exagérée, fureur, cris sauvages, tentative de mordre, alternatives de calme et de fureur, etc.; il succomba au bout de 24 heures, asphyxié, après avoir cherché à mordre jusqu'à son dernier moment, et tout en ayant eu la possibilité de manger et de boire au plus fort de la maladie. L'auteur, à qui j'emprunte la relation de ce fait, ajoute : « M. Pasteur estime qu'il n'a pas injecté assez de virus parce que l'une des morsures siégeait à la face, et il se propose désormais, pour toute plaie de cette région, d'en doubler les doses, c'est-à-dire de faire deux inoculations par jour, ramenant ainsi à cinq jours la cure réglementaire de dix. » On a prétendu, toutefois sans l'avoir démontré, que la maladie, qui avait fait périr ce malheureux Roumain, était, non la vraie rage, mais bien le delirium tremens. Quoi qu'il en soit, il faut tirer de ce fait un enseignement à l'adresse des personnes mordues, c'est qu'elles ne sauraient trop se hâter de se faire cautériser et de se faire appliquer le traitement Pasteur, surtout quand leurs morsures sont profondes et quand elles siègent à la face.

Il ressort des statistiques faites (22 juin 1886) au laboratoire de M. Pasteur, que : 1° sur 96 personnes, qui ont subi les inoculations, après avoir reçu des morsures de chiens reconnus enragés à l'autopsie ou à la transmissibilité de la maladie par l'inoculation de leur moelle, il en est mort seulement une ; 2° sur 644 personnes mordues par des chiens, reconnus enragés d'après les symptômes qu'ils présentaient, trois sont mortes de la rage malgré les inoculations préventives ; 3° sur 48 personnes mordues par des loups enragés sept ont succombé à la rage ; 4° parmi les personnes mordues à la face et aux mains par des chiens enragés la mortalité a été seulement de un pour cent, tandis qu'elle avait été de 67 à 88 pour cent jadis sur les personnes non soumises au traitement préventif. Quoi qu'il en soit, il est certain que, depuis l'application de la méthode de traitement de M. Pasteur, le nombre des personnes mordues est subitement devenu considérable, si on le compare à celui qu'on relevait auparavant; est-ce parce que jadis toutes les personnes mordues ne se faisaient pas connaître ou s'illusionnaient pour la plupart sur l'état maladif des animaux qui en avaient fait leurs victimes ? Est-ce au contraire parce que aujourd'hui beaucoup de personnes mordues par des chiens non enragés croient avoir été victimes d'animaux hydrophobes ? Les deux explications doivent être admises.

Après avoir montré le développement progressif de la méthode Pasteurienne des inoculations préventives, il convient d'en donner à présent un résumé rapide. C'est le lapin qui fournit le virus, et ce virus est ensuite préparé et inoculé suivant certaines règles. Le virus rabique, amené par des inoculations successives de lapin à lapin à son maximum d'intensité, le fait périr en 7 jours à la suite d'une inoculation par trépanation ; avec la moelle de ce lapin on inocule un nouveau lapin, afin de conserver sans interruption la source de la matière virulente, puis on suspend un fragment de cette moelle dans un flacon, « dont l'air est entretenu à l'état sec par des fragments de potasse déposés sur son fond » ; on agit de même les jours suivants, et on obtient ainsi des moelles rabiques offrant des degrés différents d'activité ; il faut un certain nombre de moelles (14) d'activité croissante, pour réaliser sur une personne mordue les inoculations successives, qui doivent la préserver ; les moelles les plus actives, celles qui doivent être inoculées les dernières, sont celles qui sont en dessiccation depuis le moins de temps. On commence par inoculer la moelle la plus ancienne ; et les jours suivants on inocule successivement les moelles de moins en moins anciennes, celles qui sont de plus en plus actives. Pour inoculer ces moelles, on les délaye préalablement dans du bouillon de veau neutralisé et stérilisé par la chaleur ; on passe la moelle en la sortant du flacon à travers la flamme d'une lampe à alcool, pour tuer les germes qui ont pu se déposer à sa surface ; on découpe avec des instruments flambés des petits morceaux de cette moelle, qu'on reçoit dans un verre stérilisé, on ajoute un peu de bouillon stérilisé, et avec une baguette en verre on écrase les fragments de moelle, on obtient ainsi une émulsion jaunâtre destinée à faire les inoculations. Toutes les personnes mordues par des chiens enragés sont soumises au même traitement, qui se compose de dix inoculations successives, faites à raison de une par jour, M. Pasteur ayant cessé d'utiliser les quatre moelles les plus récentes comme étant douées d'une trop grande virulence. Chaque jour les mordus vont se faire inoculer ; ils sont divisés en dix séries ; les inoculations, qui sont faites par un médecin sous la surveillance de M. Pasteur, commencent par la série composée des nouveaux arrivants qui reçoivent la moelle la moins active ; elles continuent ensuite par les 2e, 3e, 4e, ... 10e séries comprenant les individus, qui sont en traitement depuis 1, 2, 3, ... 9 jours, et qui reçoivent chaque jour une moelle moins ancienne et partant plus active. Les inoculations sont faites par injection hypodermique avec la seringue Pravaz ; on les pratique dans la région de l'hypochondre, alternativement à droite et à gauche ; elles ne s'accompagnent tout au plus que d'un léger œdème, qui se résorbe rapidement.

Ces inoculations réussissent à merveille, pour préserver de la rage, les personnes mordues par des chiens enragés, surtout quand elles ont été commencées de bonne heure après la morsure ; mais il n'en a pas été tout à fait de même, avons-nous vu, à l'égard des personnes mordues par des loups enra-

gés. Sur les 19 Russes venus de Smolensk et traités
à partir du 15e jour qui suivit la morsure, trois sont
morts de la rage malgré les injections. Un nouveau système d'inoculations ayant été appliqué par
M. Pasteur en vue de prévenir l'effet des morsures
du loup, il s'est encore produit trois décès par rage
sur neuf mordus venus de Wladimir et traités à
partir du 15e jour après la morsure ; en sorte que,
pour prévenir sûrement le développement de la
rage à la suite de la morsure du loup, le traitement
exige encore des perfectionnements. — La méthode
des inoculations préventives, qui a déjà rendu
de si grands services, en préservant de la rage
un grand nombre de personnes mordues, a été ac-
cueillie comme elle devait l'être tant à l'Etranger
qu'en France ; c'est qu'en réalité pour tout individu
sans parti pris il est impossible de nier ses bons effets. En supposant que, parmi les nombreuses personnes venues chez M. Pasteur pour se soumettre
aux inoculations préventives, il y en eût beaucoup
qui avaient été mordues par des chiens qui n'étaient
pas réellement enragés ; en supposant que, parmi
celles qui avaient été mordues par des animaux
réellement enragés, le plus grand nombre n'eût pas
dù présenter des suites fâcheuses, il n'en demeure
pas moins établi que les inoculations préventives
ont empêché le développement de la maladie dans
un bon nombre de cas, où elle se fût montrée sans
leur intervention. En résumé, et quelle que soit la
part à faire pour les cas douteux, il est définitivement acquis à la science et à l'humanité que la
méthode Pasteurienne constitue un moyen sûr
d'empêcher les morsures rabiques de produire leurs
effets. C'est bien ainsi du reste que l'opinion publique l'a entendu en France et à l'Étranger ; et le jour
n'est pas loin où des instituts de vaccination antira-

bique se fonderont dans divers centres, en vue de l'application aussi prompte que possible du traitement préventif, dont la découverte rendra plus qu'aucune autre immortel le nom de son auteur. Plus loin, en parlant du traitement de la rage et des moyens prophylactiques propres à empêcher son développement, nous indiquerons les cas dans lesquels on devra soumettre les personnes mordues aux inoculations préventives, et nous verrons s'il y a lieu d'exclure ou de conserver les médications anciennes ou nouvelles et notamment la cautérisation.

TRAITEMENT CURATIF.

La rage déclarée est curable; dans quelques rares cas elle s'est terminée par la guérison spontanée, sans la mise en œuvre d'aucun traitement; et dans quelques autres cas elle s'est de même terminée heureusement, à la suite de certaines médications, sans qu'il soit possible à l'heure actuelle de faire la part exacte qui en revient à l'emploi de tel ou tel agent thérapeutique. La question qui se pose en ce moment n'est pas d'analyser tous les essais tentés, mais bien de rechercher, parmi les nombreux remèdes préconisés, quelques-uns de ceux qui ont semblé procurer quelque heureux résultat par leur emploi sur des individus atteints de rage déclarée ou confirmée. La question de savoir si on peut prévenir l'éclosion de la maladie par l'administration de certains médicaments sera envisagée séparément à propos de la prophylaxie. Lorsqu'on entreprend le traitement d'un malade atteint de rage déclarée il faut agir rapidement; le calme, l'obscurité, l'absence de toute excitation doivent être conciliés avec la médication mise en usage. L'emploi de l'eau sous forme de bains froids forcés, conseillé par Aristote,

Celse, etc., aurait donné quelques résultats heureux ; on cite notamment le cas de trois chiens enragés, qui, ayant été noyés et retirés de l'eau après suffocation, auraient guéri de la rage. L'injection d'eau dans les veines, tout en produisant un calme momentané, n'a pas empêché la maladie de faire son œuvre et d'entraîner la mort chez le chien (Magendie). Boerhaave avait conseillé la saignée *ad animi deliquium usqué* ; d'autres avaient préconisé la transfusion du sang ; on aurait même obtenu des cas de guérison par la saignée combinée avec l'emploi de douches froides ou avec l'administration d'agents mercuriaux. Mais on a eu l'occasion de constater l'inefficacité de l'hydrothérapie, celle de la saignée, celle des mercuriaux et celle de la transfusion. Les calmants, tels que le chlorhydrate de morphine, l'hydrate de chloral, le chloroforme, l'éther, l'acide cyanhydrique, le bromure de potassium, le sulfate d'atropine, etc., conseillés tour à tour, n'ont ordinairement eu pour résultat que de produire un calme momentané. Le jaborandi, le nitrate de pilocarpine, le xanthium spinosum n'ont pas répondu à l'attente de ceux qui les ont expérimentés sur la foi d'observateurs trop enclins à enregistrer des cas de guérison ; l'opium, la belladone, la fève de Calabar, l'ésérine, le veratrum sebadilla, le camphre, l'ellébore, le datura stramonium, le sulfate de strychnine, l'électricité, etc., n'ont pas davantage jusqu'à présent réussi d'une manière évidente et sûre à procurer la guérison de la rage ; certains de ces agents ont semblé amener un apaisement des symptômes, mais la guérison ne s'est pas produite. On a cité un cas de guérison obtenue chez l'enfant au moyen d'inhalations d'oxygène ; mais ce moyen n'a pas encore fait suffisamment ses preuves. On a conseillé le Hoang-Nan, dont l'écorce jouit des propriétés ordinaires des strychnées, et dont les ver-

tus curatives auraient été constatées au Tonkin ;
mais les expérimentateurs qui l'ont essayé ont échoué
jusqu'à présent. On a cité (Offenberg) un cas de guérison par l'emploi du curare ; il s'agit d'une femme
de 24 ans, devenue enragée 80 jours après avoir été
mordue ; dans l'espace de quatre heures trente-cinq
minutes elle reçut, en injection hypodermique, en
sept fois, 19 centigrammes de curare en solution à
5 0/0 ; une huitième et dernière injection de 0,03 centigrammes de curare fut faite le lendemain et la
malade était radicalement guérie dans trois jours.
Pour un chien de moyenne taille il était recommandé
de faire en quatre heures huit injections de 3 centigrammes chacune, en les espaçant de trente minutes.
Malheureusement les essais tentés par d'autres et
par moi n'ont pas abouti à un résultat favorable.
L'ail, conseillé anciennement par Solleysel et même avant cet hippiâtre, et à l'actif duquel on a
mis certains cas de guérison de la rage, s'est montré
inefficace pour combattre la maladie dans les expériences entreprises (Gibier) à cet effet. En résumé,
on ne connaît encore aucun agent, aucun mode de
traitement propre à guérir sûrement la rage déclarée.
L'hydrothérapie, les mercuriaux, les sudorifiques et
les calmants, etc., sont peut être des agents qui méritent d'être expérimentés de nouveau ; mais jusqu'à ce
jour on est, je le répète, demeuré presque désarmé
pour le traitement curatif de la rage déclarée. L'ho-
mœopathie proteste contre l'opinion qui croit que
l'agent curatif de la rage est à trouver ; on aurait obtenu de très nombreuses guérisons à toutes les périodes de la maladie par le traitement homœopatique,
avec la belladone, la jusquiame, le datura stramonium,
le veratrum album, la cantharide, l'arsenic, le mercure, l'acétate de cuivre, etc ; malheureusement ces
affirmations manquent d'une base certaine ; aucun

fait de guérison signalé ne porte avec lui les preuves irrécusables de sa véracité. J'ai essayé un certain nombre d'agents, sur des animaux devenus enragés à la suite d'inoculations,et jusqu'à présent j'ai invariablement échoué. M. Ladague n'a pas réussi à guérir la rage des 27 bovins qu'il a observés, en recourant aux saignées,aux révulsifs,aux émollients, aux purgatifs, aux excitants, à l'ail, à la morphine, au chloral, au chlorhydrate de morphine, à l'hydrothérapie, etc. D'après les expériences récentes de M. Gibier, seraient inefficaces : l'ail, la pylocarpine, la strychnine, l'atropine, la caféine, les bromures et iodures de potassium et de sodium, l'acide acétique, l'ammoniaque, le phosphore, l'air et l'oxygène comprimés. D'ailleurs le traitement de la rage déclarée est formellement interdit, quand il s'agit d'animaux de quelque espèce qu'ils soient,qui,une fois reconnus enragés, doivent toujours être abattus sans délai ou maintenus séquestrés et isolés en attendant l'exécution de l'abatage, qui ne peut être différé sous aucun prétexte.

PROPHYLAXIE.-TRAITEMENT PRÉSERVATIF.

De nombreux moyens ont été préconisés pour neutraliser les effets des morsures rabiques; mais dans la pratique on s'est heurté généralement à des difficultés sérieuses pour déterminer avec quelque exactitude l'efficacité respective de la plupart. Et d'abord, quand un individu, mordu même par un animal sûrement enragé, a été traité par l'emploi de tel ou tel moyen préventif, il persiste toujours un certain doute sur la réalité de la contagion : c'est qu'en effet toutes les personnes mordues ne deviennent pas fatalement enragées, même quand elles n'ont été soumises à aucun traitement, soit que certaines jouissent d'une sorte d'état réfractaire (ce qui n'est pas démontré), soit que la plupart échappent à la contagion pour les raisons diverses précédemment indiquées. Cependant l'observation et l'expérimentation ont démontré clairement l'efficacité réelle de certains moyens prophylactiques, entr'autres de la cautérisation et des inoculations préventives.

Lorsque des morsures ont été faites par des animaux enragés, la première et la plus pressante indication à remplir est celle qui consiste à empêcher l'absorption du virus pour prévenir le développement de la rage (traitement local). Ensuite on se préoccupera de neutraliser, par le traitement le mieux approprié, les effets de la partie du virus qui aura pu être absorbée (traitement interne ou général).

I. — Traitement préservatif applicable aux personnes mordues.

Pour empêcher l'absorption du virus rabique à la suite d'une morsure ou d'une contamination quelconque (lèchement, égratignure, piqûre, etc.) sur une surface absorbante, il faut employer les moyens propres à l'entraîner hors de la plaie ou à le détruire sur place; il faut surtout recourir à l'emploi de ces moyens le plus tôt possible, afin de ne pas donner à l'absorption le temps de s'effectuer. Avant d'aller plus loin, il importe de se demander si aujourd'hui, grâce à la méthode Pasteurienne, il est permis de délaisser les moyens propres à remplir l'indication : *entraîner le virus hors de la plaie ou le détruire sur place.*

La méthode Pasteur ne guérit pas la rage déclarée, mais elle empêche la maladie de se développer en neutralisant les effets du virus déjà absorbé, que la cautérisation n'a pas pu ou ne pourrait atteindre ;

elle est en quelque sorte le complément obligé du traitement externe. En effet les moyens mis en œuvre pour entraîner les germes hors de la plaie, et la cautérisation employée pour les détruire avant leur absorption, ne produisent pas toujours, il s'en faut bien, cet heureux résultat, soit qu'ils aient été appliqués tardivement (et il peut être trop tard quelques minutes après la morsure), soit que leur action ait été trop superficielle, soit que les agents dont on s'est servi aient été au-dessous de leur tâche. Les inoculations prophylactiques constituent donc le second temps du traitement préventif applicable aux personnes mordues; elles constituent le traitement préventif interne ou général, qui a pour but d'empêcher le virus absorbé de produire ses effets; mais, comme des insuccès, quoique rares, sont possibles dans certains cas, ainsi qu'on l'a vu précédemment, et comme on ne saurait jamais accumuler en trop grand nombre les chances d'échapper à la terrible maladie, la cautérisation et les moyens usités pour entraîner le virus hors de la plaie doivent conserver leur rôle d'hier sans aucun amoindrissement. Le traitement local ou externe et le traitement interne ou général ne se nuisent ni ne s'excluent, ils se complètent; quand le premier a été appliqué (et il doit toujours l'être), il y a place pour le second, qui ne doit pas plus être délaissé que le premier, dont les effets sont loin d'être toujours sûrs; tous les deux enfin doivent être appliqués le plus tôt possible.

1° Traitement de la morsure ou traitement local.

Divers moyens ont été préconisés de tout temps pour le traitement des morsures rabiques, dans le but d'entraîner le virus hors de la plaie ou de le détruire sur place; on a conseillé les lavages, le grattage ou raclage, la succion ou l'application d'une

ventouse, la compression, la résection ou l'extirpa-
tion de la partie mordue et surtout la cautérisation.
Ce dernier moyen est le plus important; mais, bien
qu'on ne doive jamais lui en préférer aucun autre,
et bien qu'on ne doive sous aucun prétexte en
différer l'application, il importe néanmoins de rechercher la valeur respective des autres et d'indiquer
leur mode d'emploi; car, outre que certains pourront
être combinés avec la cautérisation pour en accroître l'efficacité, on devra dans quelques cas en tirer
profit, quand on n'aura pas sous la main l'agent
nécessaire pour détruire le virus ou quand sa préparation exigera un certain temps.

Lorsqu'une personne aura été mordue par un
animal enragé, il sera toujours utile et sage, en
attendant la cautérisation, dont on hâtera autant
que possible l'application, de faire saigner la plaie,
de la laver, de la comprimer, de la plonger dans de
l'eau, de la débrider, de la râcler ou d'exciser les
parties contuses, dilacérées ou mâchées, de la sucer
ou de la ventouser. La règle à suivre se résume donc
dans cette maxime : *Cautériser le plus tôt possible, mais en
attendant employer tous les moyens propres à entraîner le
virus hors de la plaie, tels que lavages, compression, ligature, expression, débridement, râclage, excision, succion,
ventouse.* Ces divers moyens peuvent rendre de réels
services. Le lavage de la plaie, avec le premier liquide qu'on aura sous la main, avec de l'eau ordinaire,
avec de l'eau salée ou vinaigrée, avec de l'eau ammo-
niacale, avec de l'eau tiède, avec de l'eau de savon,
avec de l'urine, etc., pratiqué soigneusement aussitôt
après la morsure, peut entraîner la pluralité des
germes inoculés. Il sera bon, pour atteindre plus
sûrement ce but, d'user en même temps de tous les
moyens propres à faire saigner la plaie; en même
temps qu'on la détergera et la lavera on l'exprimera

pour en faire sortir le sang, on la frottera, on la
comprimera pour la faire saigner davantage ; on la
râclera avec un instrument tranchant, avec un couteau ; on placera une ligature au-dessus, si la région
s'y prête, pour ralentir ou arrêter le départ du sang ;
on débridera, on excisera les parties dilacérées, on
extirpera même la partie mordue (doigt), quand
elle sera peu étendue et quand l'opération sera
possible sans danger ; on sucera la morsure après
l'avoir bien lavée, quand les lèvres et la bouche
seront exemptes de plaies ou d'excoriations, et on
rejettera promptement les liquides aspirés pour se
laver aussitôt la bouche. Cependant la succion de la
plaie peut être parfois dangereuse ; il ne faudra donc
y recourir, ainsi que nous l'avons dit, qu'autant que
la bouche sera exempte d'excoriations ; et, même
ainsi réduite dans son application, cette manière de
faire peut ne pas être sans danger, soit que la
matière aspirée reste trop longtemps en contact avec
la muqueuse buccale, soit que des gerçures ou des
excoriations invisibles existent sur cette membrane ;
aussi devra-t-on délaisser ordinairement ce moyen,
pour insister davantage sur l'expression ou la compression que l'on fera bien d'exécuter sous l'eau si
cela est possible ; que si on en est réduit à opérer
sans eau, on se servira de l'urine pour faire des
lavages et déterger la plaie, qu'on exprimera et comprimera à diverses reprises en ayant soin d'enlever
chaque fois avec un linge, un mouchoir, etc., le
sang exprimé ; et, afin de ne rien laisser sur la plaie,
on la raclera énergiquement après l'avoir bien fait
saigner. On pourra à la rigueur recourir ensuite à
l'emploi d'une ventouse ; mais, on ne saurait trop le
répéter, la mise en œuvre de ces moyens ne doit
jamais faire différer d'une minute l'emploi de la
cautérisation. Pour ventouser la morsure on pourra

se servir d'un verre de table quelconque, dans lequel on allumera une boule de coton imbibée d'alcool ou un morceau de papier pour le renverser ensuite sur la plaie. Dans le siècle dernier on avait proposé (Hicks) de sectionner les nerfs de la partie mordue ; et récemment M. Duboué recommandait cette opération, qui eût été bien indiquée, si, comme il le supposait, le virus rabique cheminait à travers les cylindre-axes des nerfs ; mais l'absorption de l'agent rabigène ayant lieu, comme nous l'avons vu, par le système circulatoire, on entrevoit l'inutilité d'une pareille opération. En résumé le traitement local de la morsure rabique comporte l'emploi successif ou presque simultané de divers moyens propres à débarrasser la plaie des germes virulents et de la cautérisation pour détruire ceux qui y sont restés ; ensuite le traitement interne sera dirigé contre ceux qui, ayant échappé à la destruction, auraient été absorbés.

La cautérisation qui a pour but de détruire le virus déposé dans la plaie de morsure, a été regardée de tout temps comme le meilleur préservatif de la rage ; Aristote et Celse la conseillaient, et son importance exceptionnelle a été reconnue, affirmée et proclamée par les hommes les plus compétents. L'efficacité de ce moyen préventif est en effet très nettement établie par les statistiques ; pourtant les résultats ont été variables, comme il fallait s'y attendre, suivant la date de la cautérisation, suivant la manière dont elle a été pratiquée, et suivant l'agent employé. C'est que, en réalité, pour obtenir de ce traitement tout ce qu'il peut donner, au point de vue de la neutralisation du virus rabique, il faut observer autant que possible, en l'appliquant, les trois règles suivantes : 1° *cautériser le plus tôt possible ;* 2° *cautériser avec l'agent le plus sûr ;* 3° *cautériser le plus profondément possible.*

Suivant que la cautérisation a eu ou n'a pas eu lieu, suivant qu'elle a été pratiquée plus ou moins promptement, suivant qu'elle a été faite avec un agent plus ou moins puissant, suivant qu'elle a été plus ou moins profonde, la proportionnalité des cas de rage a été variable; elle a été de 60, 78, 81, 94 pour cent à la suite de morsures non cautérisées; de 11 à 20 pour cent à la suite de morsures cautérisées promptement; de 20, 33, 62, 66 pour cent à la suite de morsures cautérisées plus ou moins tardivement; sur 115 morts par rage de 1852 à 1858, 64 n'avaient point été cautérisés, 37 l'avaient été tardivement, les 14 autres l'avaient été insuffisamment. On a eu vu 45 personnes, mordues par un loup enragé et non cautérisées, mourir de la rage, tandis que 2 autres personnes mordues par le mème animal et cautérisées immédiatement échappèrent à la maladie; on a vu encore 16 personnes mordues par un chien hydrophobe échapper à la rage, après avoir été cautérisées, tandis qu'un animal mordu comme elles et non cautérisé devint enragé. Si des faits nombreux attestent les avantages de la cautérisation et surtout de la cautérisation hâtive, immédiate, profonde et avec un agent puissant, si les cas de rage sont beaucoup plus nombreux quand la cautérisation a fait défaut ou a été tardive, si mes expériences, qui ont démontré que le virus rabique peut être absorbé en peu de temps (1 heure, 3/4 d'heure, 1/2 heure) militent en faveur des cautérisations immédiates, il n'en demeure pas moins établi par les statistiques que les cautérisations tardives sont utiles et ne doivent point être délaissées. Les cas de rage sont moins nombreux parmi les personnes cautérisées tardivement que parmi celles qui n'ont point été cautérisées; d'ailleurs l'expérimentation m'a démontré que si l'absorption partielle a déjà eu lieu chez certains sujets inoculés depuis une heure ou une demi-heure, il peut en être différemment pour d'autres chez lesquels l'amputation de l'oreille inoculée, une heure, deux heures après l'opération, a eu pour effet d'empêcher le développement de la maladie. Si donc il est vrai que chaque minute de retard enlève une chance de guérir, s'il est vrai que la cautérisation se montre d'autant plus sûrement préventive qu'elle est faite à un moment plus rapproché de la morsure, s'il est absolument indiqué de la pratiquer immédiatement, le plus tôt possible, cinq, dix, quinze, vingt minutes après la morsure; il est non moins indiqué de ne pas la négliger, quand on ne peut l'employer qu'une demi-heure, une heure, cinq, dix heures et même un jour, deux, trois, quatre, six, huit jours après la morsure. Des faits sont invoqués à l'appui de cette manière de faire; M. Gosselin, ayant pratiqué la cautérisation huit jours après l'accident, sur une jeune fille en débridant préalablement les plaies, la sauva très probablement de la rage, car les morsures étaient multiples, profondes, et avaient été faites sur l'avant bras nu. Le professeur Emiliani de Bologne a signalé un fait analogue et plus démonstratif encore; il s'agissait de trois personnes mordues par le même chien enragé, dont deux s'étaient fait cautériser six jours après l'accident; la troisième, qui n'avait pas voulu se soumettre à l'opération, devint seule enragée. Bien plus il est même indiqué de cautériser les plaies déjà cicatrisées ou en voie de cicatrisation tant qu'on n'a pas dépassé la moyenne ordinaire de la durée de l'incubation; on aura alors le soin de débrider ou de rouvrir les plaies; cette pratique ne devrait-elle avoir d'autre résultat que de rassurer un peu le patient en lui donnant le change et en lui inspirant une fausse sécurité, qu'on ne devrait pas

négliger d'y recourir, sauf à faire appliquer ensuite
le traitement interne. Il est également indiqué de
cautériser toutes les morsures suspectes, toutes
celles qui ont été faites par des animaux,dont l'état
inspire quelque soupçon; et même d'une manière
générale il est indiqué de donner des soins (lavages,
cautérisation) pour toutes celles qui ont été faites
par des chiens. Enfin de ce que la cautérisation aura
été pratiquée promptement, soit 30, 20, 15, 10
minutes après la morsure, il ne s'en suivra pas
sûrement que la rage ne se déclarera pas; malheureusement les faits sont là qui nous montrent qu'elle
peut ne pas être efficace, soit qu'une partie du virus
ait été absorbée rapidement, en quelques minutes,
soit que l'opération n'ait pas été convenablement
exécutée. En tous cas, comme le succès de la cautérisation dépend beaucoup de la célérité avec laquelle
on y a recours, les individus mordus feront bien de
se rendre immédiatement chez un médecin ou un
pharmacien ou un vétérinaire, à défaut des autres,
pour se faire cautériser; et même dans bien des cas,
pour peu que la distance soit longue, le mieux sera,
si l'on fait appeler le médecin, de pratiquer soi-
même ou de faire pratiquer par une personne quelconque une première cautérisation, que l'homme de
l'art complètera ou réitèrera à son arrivée s'il la juge
insuffisante.

Le choix de l'agent à employer a une grande importance, et il faudra toujours donner la préférence à
celui qui offrira le plus de garantie, quand on en
aura plusieurs sous la main. Celse conseillait le feu
et les caustiques ; rien n'est changé à cet égard, c'est
le feu ou pour mieux dire le fer chauffé au rouge ou
au blanc et, après lui les caustiques chimiques les
plus actifs qui doivent être choisis entre tous. La
cautérisation devra donc être pratiquée de préfé-

rence avec le fer rouge, qui est le meilleur et le plus sûr des caustiques ; tout morceau de fer (bout de tringle, fer à plisser ou à repasser, tisonnier, clef, clou, etc., etc.), chauffé au rouge ou au blanc peut servir dans ce but. A défaut de fer ou de feu pour le chauffer, on emploiera immédiatement le plus actif des caustiques qu'on aura sous la main, en basant son choix sur leur degré d'activité, en donnant la préférence au beurre d'antimoine, au caustique de Vienne, à l'acide sulfurique, à l'acide nitrique, à l'acide chlorhydrique, à l'iode, au brôme, au sublimé corrosif, au chlorure de zinc, à la potasse caustique, etc.; on pourra aussi, à défaut de ceux--là, employer l'acide phénique, l'eau de Rabel, le nitrate d'argent, le perchlorure de fer, la poudre de chasse ou le soufre ou l'alcool, qu'on allumera sur la plaie, voire même, à défaut de tout autre, l'ammoniaque et les alcools divers, dont l'efficacité est tout à fait aléatoire. Mais, comme en cette matière il est un principe dont on ne devra jamais se départir, à savoir qu'il importe d'agir le plus promptement possible, il faudra non seulement mettre en œuvre les moyens précédemment indiqués, quand on sera obligé d'attendre pour pratiquer la cautérisation, mais de plus il faudra faire agir immédiatement le meilleur ou même le seul caustique qu'on aura sous la main, sauf à recommencer l'opération avec un agent plus fort dès qu'on aura pu se le procurer ; ainsi en attendant qu'on chauffe le fer, si cette opération doit exiger un certain temps, on devra faire agir le meilleur caustique dont on disposera, puis aussitôt que le fer sera rouge blanc on le fera agir à son tour, il en résultera un peu plus de souffrance, mais aussi une plus grande sécurité pour le patient. En résumé, il faudra toujours employer immédiatement le caustique qu'on aura sous la main ou celui qu'on pourra se procurer le plus rapidement, et de préférence le fer rouge ou les caustiques les plus énergiques.

Il importe enfin d'employer le plus convenablement possible l'agent préservatif, de le faire agir sur une étendue et à une profondeur suffisantes. Pour pratiquer la cautérisation et lui faire produire l'effet qu'on en attend, il faudra, pendant qu'on préparera le fer ou le caustique, donner des soins à la plaie, la laver, l'exprimer, la comprimer, la faire saigner, la ventouser, la gratter, la râcler, la débrider, placer une ligature au-dessus quand la région s'y prêtera, en se servant d'un mouchoir ou de tout autre objet qu'on aura sous la main, exciser les lambeaux, les parties contuses déchirées ou mâchées, tordre les vaisseaux qui donnent une hémorrhagie abandante après les avoir laissé saigner, étancher la plaie et bien l'essuyer pour faciliter l'action du caustique ou du fer rouge, sans que les soins préliminaires retardent l'application de l'agent destiné à détruire le virus sur place. Il faudra avoir soin de bien cautériser toute l'étendue de la plaie et d'aller aussi profondément que possible ; l'application du fer rouge ou du caustique sera réitérée à plusieurs reprises ; on promènera le fer rouge dans tous les recoins de la plaie. On aura eu le soin d'en faire chauffer un nombre de morceaux suffisants pour effectuer sans retard une cautérisation large et profonde de toutes les plaies. On appliquera les caustiques liquides et les solutions caustiques, avec des boulettes de charpie qu'on imbibera et qu'on placera dans les plaies, ou avec un agitateur en verre ou avec le bouchon du flacon dont on se servira pour déposer des gouttes de substance caustique sur les plaies ; on répétera l'opération plusieurs fois de suite, on essuiera la plaie après une première, une deuxième... cautérisation et on recommencera,

pour laisser en dernier lieu une certaine quantité
de caustique sur les parties cautérisées. Pour les
personnes, qui se sont blessées en pratiquant une
expérience ou une autopsie, ou qui ont été mordues
légèrement dans un chenil, et qui peuvent se soigner
instantanément, la teinture d'iode, et surtout la teinture d'iode concentrée peut suffire ; M. Bourrel
l'emploie couramment pour lui et pour ses infirmiers,
et moi-même, depuis 1879, je n'emploie que ce caustique ; mais il faut bien entendu le faire agir sans
retard ; on lave la plaie et on la comprime pour la
faire saigner pendant quelques secondes, on l'essuie
et on la recouvre de teinture d'iode pour l'essuyer
encore et recommencer trois ou quatre fois la cautérisation. Néanmoins, les caustiques préconisés de
préférence après le fer rouge, sont le beurre d'antimoine, le caustique de Vienne et l'acide sulfurique.

Après la cautérisation, on pourra panser la partie
traitée avec un corps gras, avec du cérat, de l'huile
d'olives ou d'amandes, des pommades calmantes, de
la pommade camphrée, opiacée, belladonnée, des
compresses d'eau froide etc., pour calmer la douleur,
on pourra également faire des badigeonnages avec
la teinture d'iode au pourtour des plaies cautérisées
ou même des injections hypodermiques d'eau iodée,
etc., pour compléter l'action destructive de la cautérisation sur le virus ; on pourra enfin provoquer une
suppuration, au moyen du vésicatoire ou de pommades irritantes, afin d'appeler au dehors les germes
qui n'auraient pas été atteints directement ; s'il y a
de la fièvre, on prescrira le repos et les calmants à
l'intérieur.

2° Traitement interne ou général.

De tout temps on a conseillé et employé avec ou
sans la cautérisation certains agents, certains remè-

des, certaines recettes,certaines pratiques en vue d'empêcher les effets du virus rabique absorbé. On a recommandé de faire suer les personnes qui avaient été mordues, en vue sans doute de faire éliminer avec la sueur les germes rabiques,et les moyens préconisés pour atteindre ce but sont nombreux ; ce sont : les bains de vapeur, l'administration des stimulants,des excitants, des sudorifiques, des alcooliques, de l'ammoniaque, du carbonate et de l'acétate d'ammoniaque, l'emploi du jaborandi, de la pilocarpine, etc., etc. On a conseillé, à titre d'agents préventifs, la plupart de ceux que nous avons déjà passés en revue à propos du traitement curatif et d'autres encore, notamment les diurétiques, les sialagogues, les purgatifs, les mercuriaux, le sulfate de cuivre, l'iode, l'arsenic, l'ail, le xanthium spinosum, les essences, toutes sortes de plantes, le plantain, l'épervière piloselle (hieracium pilosella) en infusion,décoction,teinture, bols,etc.,des insectes vésicants du genre meloé, des scarabées, les cantharides, la cétoine dorée, le venin de la vipère, le venin desséché du serpent à sonnettes. On a même conseillé de faire manger aux personnes mordues le foie cru ou la tête crue du chien, qui en avait fait ses victimes, ou la bave raclée sur sa langue et enfermée dans une pilule ; en Birmanie, on considèrerait même la chair de l'animal enragé comme le meilleur préservatif pour les personnes mordues et contre les morsures futures. Enfin il n'est peut-être pas une maladie qui ait provoqué tant de pratiques superstitieuses et fait naître tant de recettes populaires que la rage. En fait de pratiques superstitieuses, chaque pays a les siennes ; elles sont inoffensives, et si elles n'ont aucun effet sur le mal, elles peuvent rassurer certaines personnes. Quant aux recettes populaires elles sont innombrables ; il y en a aussi dans tous les pays, qui se sont transmises de père en fils dans certaines familles. Parmi leurs éléments actifs, on trouve ordinairement certains végétaux tels que la rue, l'ail, l'écorce d'églantier, la marguerite, la scorsonère, la sauge, le clou de girofle, l'écorce d'orange, le plantain aquatique, qui aurait même guéri des cas de rage déclarée, etc., etc.. La composition de ces recettes est cependant le plus souvent tenue secrète ; le remède est administré sous forme de poudre, de potion, d'omelette, etc.. Parmi leurs détenteurs il en est beaucoup qui n'en font pas une spéculation, et qui affirment néanmoins avoir préservé par centaines et sans accident les personnes mordues par des animaux enragés. Il faut répéter, à propos de ces recettes, ce que nous disions des pratiques superstitieuses, elles peuvent rassurer certaines personnes, et de plus, bien que leur efficacité soit encore loin d'être démontrée, il en est qui peuvent être rationnelles et avoir du bon ; aussi ne faut-il pas les condamner d'une manière absolue ; toutefois, il ne faudra jamais négliger, pour s'en tenir à elles, l'emploi des moyens reconnus réellement efficaces tels que la cautérisation et l'inoculation préventive.

Les inoculations préventives par la méthode Pasteurienne ayant fait leurs preuves, doivent, comme nous l'avons déjà dit, être employées pour compléter l'œuvre de la cautérisation, qui ne devra jamais être négligée, ne pût-elle être pratiquée que tardivement. Comme le fait observer le docteur Constantin James, l'inoculation bénéficie de la cautérisation, « elle sauve surtout les personnes cautérisées », elle a d'autant plus de chances de sauver les personnes mordues qu'elles ont été cautérisées « à un moment plus rapproché de l'accident ». Ainsi parmi les 19 Russes

venus de Smolensk à Paris pour se faire traiter,
cinq avaient été cautérisés avec la potasse caustique
« entre trois quarts d'heure et une heure après
l'accident », les quatorze autres avaient été cautérisés avec l'acide nitrique entre cinq et douze heures
après la morsure, et c'est parmi ces derniers que
trois sont morts de la rage malgré les inoculations.
Mais, si l'inoculation bénéficie de la cautérisation,
elle n'en constitue pas moins à elle seule un moyen
très important de préservation, dont l'efficacité est
assurée dans la pluralité des cas ; ce moyen de préservation tire son importance de ce que non seulement son application est toujours possible tant que
la maladie ne s'est pas déclarée, mais surtout de ce
que son intervention même tardive, soit deux, quatre
six, huit, dix jours, quinze jours après la morsure a
donné jusqu'à présent de meilleurs résultats que la
cautérisation tardive. L'inoculation, contrairement
à la cautérisation, s'adresse à l'organisme tout entier
pour y neutraliser les effets du virus absorbé ; le jour
où elle sera perfectionnée au point d'être, non seulement inoffensive par elle-même, mais sûrement
efficace contre toutes sortes de morsures (morsures
de loups et morsures quelconques de chiens rabiques)
n'est probablement pas éloigné ; en tous cas, telle
qu'elle est pratiquée actuellement, elle a déjà rendu
et peut rendre encore les plus grands services. Elle
est indiquée toutes les fois qu'une personne a été
mordue par un animal enragé, peu importe que la
cautérisation ait été pratiquée immédiatement ou
tardivement ; elle est utile dans tous les cas ; et elle est
nécessaire surtout quand la cautérisation a été tardive ou insuffisante ou quand elle n'a pas été pratiquée, quand l'agent employé n'offre pas une garantie
suffisante, quand pour une raison ou pour une autre

la cautérisation n'a pas été pratiquée assez profondément. Jusqu'au jour où la méthode aura été généralisée et sera devenue applicable ailleurs que dans
le laboratoire de M. Pasteur, il convient donc que
toute personne mordue par un animal reconnu enragé, aille à Paris se faire traiter et recevoir les inoculations du virus préparé par l'auteur de la découverte (1). Quant aux personnes mordues par des chiens
suspects, elles devront également se soumettre, non
seulement au traitement local, mais encore aux inoculations préventives. Que si cependant on le peut,
on fera bien de garder en séquestration le chien qui
aura mordu des personnes ; s'il est réellement enragé, il mourra en quelques jours après avoir mani-
festé des symptômes rabiques (les exceptions seront
excessivement rares) et alors les personnes mordues
auront tout le temps d'aller se soumettre au traitement de M. Pasteur, mais, en attendant, leurs plaies
devront toujours être soignées comme s'il s'agissait
réellement de morsures rabiques. Quand l'animal
qui aura fait les morsures sera mort ou aura été tué
sans qu'on puisse affirmer d'une manière absolue
s'il était ou non rabique, les victimes devront subir
le traitement local et les inoculations préventives.
D'ailleurs, si l'inoculation peut être efficace alors
même qu'elle intervient plusieurs jours (2, 4, 6, 8,
10, 12, 14, 16, 20, etc., jours) après l'accident, il n'en
est pas moins prudent, rationnel et nécessaire de s'y
soumettre le plus tôt possible, car l'expérience a déjà
démontré, comme nous l'avons vu, que dans certain cas elle peut demeurer inefficace, quand il s'est

---

(1) Des instituts pour l'application de la méthode Pasteur au
traitement des personnes mordues par des animaux enragés sont
actuellement (août 1886) installés à New-York, Saint-Pétersbourg,
Moscou, Varsovie, Buénos-Aires, Odessa, Ssamara.

écoulé un trop grand nombre de jours depuis la morsure. (1)

2° bis. Traitement préventif de la rage par le brôme.

Depuis 3 ans j'ai fait avec le brôme de nombreux essais en vue de prévenir le développement de la rage sur des chiens, des lapins et des moutons, qui avaient reçu des inoculations de virus rabique. J'ai obtenu des résultats favorables, en me servant d'eau brômée, pour pratiquer des injections intra-trachéales ou hypodermiques. La préparation à laquelle je me

---

(1) D'après la statistique dressée dans le service de M. Pasteur, à la date du 5 août 1886, la mortalité par rage n'aurait été que de 15 sur 1656 traités, soit 8 sur 50 Russes mordus par des loups enragés, 3 sur 132 Russes mordus par des chiens enragés, 3 sur 1009 Français mordus par des chiens enragés, 1 sur 20 Roumains et 0 sur 445 personnes venues de divers pays. A Odessa, sur 8 mordus par des loups et traités par la méthode Pasteur, il y a eu deux cas de mort. — « Les deux fils d'un paysan hollandais des environs de Dordrecht, mordus par un chat devenu hydrophobe à la suite d'une morsure de chien enragé, étaient allés, il y a trois semaines aux frais du gouvernement néerlandais, se faire soigner par M. Pasteur. »

« Revenu dans son pays natal, l'un de ces enfants, âgé de treize ans, est mort de la rage mardi dernier. » (Annales Belg.). — « Relativement aux travaux de M. Pasteur, nous avons à publier la nouvelle suivante que nous tirons de la *Semaine vétérinaire* du 27 juin dernier, sous la signature de notre confrère M. G. Percheron :

« Encore une victime de la rage :

« Une jeune fille âgée de 11 ans, Elvina Lagut, mordue au visage par un chien enragé, le 27 avril dernier, à La Chassagne, commune du canton de Chaumergy, arrondissement de Dôle (Jura), avait été immédiatement envoyée à Paris pour être soumise au traitement de M. Pasteur.

« Revenue chez ses parents à La Chassagne, dans les premiers jours de juin, cette jeune fille est morte de la terrible maladie jeudi dernier, 17 courant, dans d'horribles souffrances.

« Voilà une malheureuse enfant dont on ne dira pas qu'elle n'a pas été vaccinée à temps. »

« Ce document n'est pas complet. D'après les renseignements publiés par le *Journal de Médecine de Paris*, du 4 juillet dernier, cette

suis arrêté,après de nombreux tâtonnements,est la
suivante : glycérine, 250 centimètres cubes; brôme,
4 grammes et eau distillée 750 centimètres cubes.
Pour éviter plus sûrement les accidents locaux dus à
l'action irritante du brôme, on peut, au moment de
faire usage de la solution, l'additionner de telle
quantité d'eau distillée qu'on juge utile. Les premiers
résultats obtenus l'ont été avec de l'eau distillée
brômée à saturation ou avec de l'eau brômée additionnée d'alcool; mais j'ai dû renoncer à ces deux
préparations,la première émettant trop de vapeurs de

---

enfant aurait été amenée au laboratoire de la rue d'Ulm, « *neuf
jours après la morsure* ».

« Elle suivit le traitement réglementaire et « reçut les dix bouillons
progressifs ». *Elle fut déclarée* « *guérie* » et renvoyée dans sa famille.
C'est le 13 juin que cette intéressante victime aurait ressenti les
premiers symptômes du mal terrifiant qui l'emportait seulement
quatre jours après, avec des accès d'une extrême violence. » (Répertoire Laquerrière.)

« *Une nouvelle victime de la rage*. — Un nommé Marius Bouvier,
des environs de Grenoble, était mordu à la main le 30 avril dernier
par un chat. Du 4 au 13 mai, il aurait subi le traitement préventif
de la rage au laboratoire de la rue d'Ulm. Malgré ce traitement, il
serait mort, à l'hôpital de Grenoble, le 22 juillet dernier, après
d'atroces souffrances. Il était âgé de 35 ans. MM. les Drs Girard et
Hermil, de Grenoble, ont procédé à l'autopsie de la victime et
expédié à M. Pasteur, sur sa demande, le bulbe de son cerveau.
M. Pasteur a écrit à M. Girard que c'est la première fois que son
traitement serait suivi d'insuccès sur un homme mordu à la main.
Un lapin et un chien ont été inoculés à Grenoble; d'autres animaux le seront à Paris. Nous saurons donc bientôt, d'une manière
indéniable, si Bouvier est mort réellement de la rage ou de toute
autre maladie. » (Répertoire Laquerrière.)

« Un enfant de 3 ans 1/2 vient de mourir de la rage à la Teste ;
il avait été mordu le 14 juin dernier par un chien enragé et dès le
16 avait été amené à Paris, où pendant 10 jours il avait subi le
traitement Pasteur. Retourné à la Teste le 21 juin, ce jeune enfant
a été pris le 12 août des premiers symptômes de la rage et a succombé quelques jours après. » (Sem. méd. 25 août 1886.)

brôme et la seconde s'altérant rapidement (formation d'acide brômhydrique). Les essais tentés avec cette méthode de traitement ont donné des résultats favorables, quand j'ai opéré sur des chiens ou des moutons inoculés par piqûres, scarifications ou injection hypodermique ; sur le lapin inoculé de même façon, j'ai eu des succès et des insuccès, parce que, pour éviter les accidents que provoquait le traitement chez cet animal, j'avais été amené à réduire outre mesure la dose de brôme employée ; enfin avec ce traitement, je n'ai pas réussi à empêcher la rage de se déclarer, quand je l'ai appliqué au chien, à la chèvre, un jour après l'inoculation intra-péritonéale ou intra-crânienne. J'estime néanmoins que le traitetement préventif de la rage par le brôme mérite d'être connu ; la rage communiquée par morsure est la conséquence d'une inoculation qui ressemble à celles que l'on fait expérimentalement par piqûres, scarifications ou injections hypodermiques ; or, en pareil cas, le traitement par le brôme peut réussir, s'il est appliqué à temps et convenablement. En tous cas, comme on ne saurait lui adresser le reproche de faire développer la rage, on pourra toujours le mettre en pratique chez l'homme en attendant le moment de faire les inoculations préventives. Quoi de plus rationnel en effet que la manière de faire que je propose : une personne vient-elle d'être mordue, qu'on soigne la plaie aussitôt, qu'on la cautérise, qu'on la cautérise même avec le brôme si c'est possible, qu'on la soumette ensuite au traitement par le brôme (inhalations de vapeurs obtenues en laissant évaporer de l'eau brômée, lavage avec l'eau brômée sur la région mordue, injections hypodermiques d'eau brômée diluée dans la région mordue) sans préjudice des inoculations et en attendant qu'on puisse les pratiquer. N'y a-t-il pas là un moyen de

diminuer encore les mauvaises chances courues
par les individus mordus et d'accroître les succès
de l'inoculation, qui a échoué dans quelques cas parce qu'elle n'a pu être faite que tardivement ? Je le
pense. Je crois, bien que je n'aie fait aucun essai sur
l'homme, que l'application du traitement que j'indi-
que ne peut avoir que des avantages pour les personnes
mordues, si on évite (et cela est toujours possible)
les accidents qu'il peut occasionner, si on le met en
œuvre le plus tôt possible dans le temps qui précède
l'inoculation, et si on ne diffère pas pour cela l'intervention de celle-ci. D'ailleurs le traitement préventif par le brôme, peut parfaitement être appliqué aux
animaux herbivores mordus par des chiens enragés.
Dans l'état actuel de notre législation sanitaire, ces
animaux doivent être séquestrés un certain temps,
durant lequel ils ne peuvent pas être vendus, ni
livrés à la boucherie ; pendant ce temps (et même
après) ils peuvent devenir enragés ; or, le traitement
par le brôme, qui peut les préserver, ne saurait être
dédaigné. Voici maintenant quelques-uns des faits
qui tendent à établir l'efficacité du traitement que je
viens d'indiquer :

1e Deux chiens et deux lapins ayant reçu le 22 novembre 1883, en injection hypodermique, le même
virus rabique, et les deux chiens seuls ayant été soumis au traitement (injections trachéales et hypodermiques) par le brôme, pendant huit jours, à partir de
la fin du 2e jour qui suivit l'inoculation, les deux
lapins devinrent seuls enragés ; l'un des chiens fut
sacrifié le 19 mai 1884 comme galeux incurable,
l'autre fut réinoculé de la rage le 4 novembre 1884,
puis mordu à outrance par un chien enragé avec lequel on l'avait enfermé le 24 avril 1885, et on dut s'en
défaire le 14 octobre de la même année sans qu'il fût
devenu enragé.

2° Le virus rabique d'un chien, inoculé le 24 janvier 1884 à trois lapins et à deux chiens, fit mourir enragés les trois lapins les 21, 25 février et 21 mars; tandis que les deux chiens, qui avaient été soumis au traitement par le brôme pendant dix jours, à partir du lendemain de l'inoculation, résistèrent et furent gardés, l'un jusqu'au 19 mai, l'autre jusqu'au 25 novembre 1884.

3° Deux moutons ayant été inoculés le 19 février 1885 par injection hypodermique avec de la matière cérébrale d'un chien mort de rage, l'un d'eux non traité devint enragé le 6 mars et mourut le 8; tandis que l'autre, qui avait reçu, dès le lendemain de l'inoculation, l'application du traitement brômé, fut préservé et vendu le 1er août pour la boucherie.

Dans tous les cas, où des résultats favorables ont été obtenus, le traitement a été commencé au plus tard à la fin du second et jamais avant la fin du premier jour qui suivait l'inoculation; la dose de brôme administrée chaque jour a varié (suivant la taille des animaux), de 40 à 80 centigrammes pour le chien, et de 60 à 80 centigrammes pour le mouton et la chèvre; l'administration a été faite en deux ou trois fois chaque jour, et le traitement a duré 8, 10 jours, quelquefois il a dû être suspendu deux ou trois jours à cause des accidents survenus (engorgements), pour être repris ensuite.

II. Traitement préservatif applicable aux animaux mordus.

Il est absolument interdit d'appliquer aucun traitement préservatif aux chiens et aux chats qui ont été mordus; la loi sanitaire exige que les animaux carnivores suspects (mordus, roulés, flairés par des chiens enragés) soient abattus immédiatement. Quant aux animaux herbivores suspects,

dont la loi prescrit la surveillance sanitaire pendant
un délai minimum de six semaines, il sera utile de
prendre les mêmes précautions et d'employer les
les mêmes moyens précédemment examinés, notamment la cautérisation des plaies et le traitement par
le brôme, sans préjudice de l'application des mesures
ci-après indiquées.

POLICE SANITAIRE ET MÉDECINE LÉGALE.

Cette dernière partie de l'étude de la rage comporte l'examen des mesures prescrites par la législation sanitaire, la recherche de tous les moyens
propres à empêcher la propagation de la maladie, et
la détermination de la responsabilité des propriétaires d'animaux enragés.

I. MESURES PRESCRITES PAR LA LÉGISLATION SANITAIRE.

1° Mesures applicables dans tous les cas.

A). *Déclaration.* — Tout propriétaire, toute personne
ayant à quelque titre que ce soit la charge des soins ou
la garde d'un animal atteint ou soupçonné d'être atteint
de la rage, toute personne chargée d'un chenil ou d'une
infirmerie ou d'un refuge, tout vétérinaire, et j'ajoute
toute personne non vétérinaire appelée à lui donner
des soins, sont tenus d'en faire sur le champ la déclaration au maire de la commune, où se trouve l'animal,
sous peine d'un emprisonnement de 6 jours à 2 mois
et d'une amende de 16 à 400 francs. La déclaration
doit être faite aussitôt que l'existence de la rage est
connue, ou dès que le soupçon de son existence a
pris naissance. Elle est obligatoire même après la
mort de l'animal, s'il y a des motifs de croire qu'il
était rabique, ou s'il était suspect. Toutes les personnes précitées sont également tenues de remplir
cette formalité; dès l'instant où l'une d'elles l'a accom-

plié, la responsabilité de toutes est à couvert ; mais
quand la déclaration n'a pas été faite, toutes peuvent
être poursuivies, si elles sont convaincues d'avoir
connu ou soupçonné l'existence de la maladie
(dernièrement le propriétaire et un vétérinaire
étaient tous les deux condamnés à l'amende pour
défaut de déclaration) ; et des poursuites correc-
tionnelles peuvent être exercées contre elles, non
seulement quand elles ne se sont pas confor-
mées à l'obligation de déclarer, mais même quand,
ayant satisfait à cette obligation, elles y ont mis du
retard, car la loi exige que la déclaration soit faite
sur le champ (art. 3, 30, L. 21 juill. 1881 et cir. min.
agr. 20 août 1882). — La suspicion, lorsqu'il s'agit
de la rage, résulte non seulement de ce que l'animal
a présenté certains symptômes, mais même de ce
qu'il a été mordu, flairé ou roulé par des animaux
enragés ou suspects. Ainsi donc toutes les fois qu'un
animal carnivore, chien ou chat, toutes les fois qu'un
animal herbivore, aura été flairé, roulé, mordu, ou
sera soupçonné d'avoir été mordu par un autre animal enragé ou soupçonné de l'être, la déclaration
devra être faite à l'autorité, au maire, qui devra la
transcrire sur un registre tenu ad hoc et remettre au
déclarant un récépissé daté et signé relatant les
nom, prénoms, domicile et titre auquel il agit, et indiquant le nombre et l'espèce des animaux enragés
ou suspects ainsi que le nom et le domicile de leur
propriétaire si le déclarant ne l'est pas lui-même. Il
faut même considérer comme suspects, au point de
vue de la déclaration exigée et de l'application des
mesures sanitaires (abatage, s'il s'agit de carnivores ;
surveillance sanitaire et séquestration, s'il s'agit
d'herbivores) : les chiens et les chats des maisons ou
des lieux où un chien enragé a eu ou pu avoir des
rapports avec eux ; les chiens divagants d'une loca-

lité ou a apparu un chien enragé ; les animaux d'un
troupeau, d'une meute, d'un parc où s'est introduit
un chien enragé. Le plus souvent la déclaration
dans des cas de ce genre se fera d'un seul coup, et
pour l'animal qui a fait les morsures, et pour ceux
qui les ont reçues ; nous verrons plus loin les mesures qu'il conviendra de prendre, suivant l'espèce des
animaux suspects, et suivant le plus ou moins de
suspicion que l'on aura. En pareilles circonstances, il
serait à souhaiter qu'à défaut des personnes obligées
par la loi, toute autre personne ayant été témoin du
fait en fît la déclaration elle-même. L'autorité et la
police ne sauraient trop veiller à ce que, sur ce point
comme sur bien d'autres, les prescriptions de la loi
fussent mieux obéies. Un trop grand nombre de
chiens et d'autres animaux mordus échappent à
l'application de toute mesure sanitaire et deviennent
ensuite, quand la rage les prend, des agents de propagation. Malheureusement il y a trop souvent iner-
tie, incurie, négligence, complaisance, ignorance,
mauvais vouloir des propriétaires et des autorités
locales et indifférence des populations. La déclaration est trop souvent négligée ; et de la sorte un bon
nombre d'animaux mordus ou enragés échappent à
toute surveillance et à toute mesure. Il y a eu là de
tout temps un grave danger, contre lequel il est du
devoir de tout le monde d'élever la voix, et que l'administration à tous les degrés doit atténuer autant
que possible, l'administration supérieure en rappe-
lant ses subordonnés à l'observation de la loi par des
circulaires, en faisant rédiger pour les populations
des instructions précises et simples qui leur permettent de reconnaître ou de soupçonner la rage et qui
leur en montrent toute la gravité, en stimulant
les autorités locales à qui incombe l'administration
des communes. Il est à souhaiter que les maires des

localités, où se montre la rage, adressent à leurs administrés des instructions pour leur rappeler leur devoir et leur montrer la grave responsabilité, qui pèse sur les propriétaires ou détenteurs de chiens enragés, qui n'ont pas fait tout ce que la loi leur impose. Mais, à mon sens, le moyen le plus sûr d'amener les propriétaires de chiens à veiller sérieusement et à observer la loi, c'est de stimuler les parquets à poursuivre ceux qui lui auront désobéi, ceux dont les animaux n'auront pas été déclarés ; il ne serait pas inutile qu'une circulaire ministérielle vînt de temps en temps réveiller le zèle du ministère public. On est d'autant plus surpris de sa longanimité que dans certains cas on a vu des tribunaux civils condamner les propriétaires de chiens enragés à réparer le préjudice résultant de leurs morsures, sans qu'aucune poursuite correctionnelle ait été entreprise, alors que pourtant il était démontré que la rage avait été connue et n'avait point été déclarée, etc. Les vétérinaires sanitaires ont fait leurs efforts pour arrêter la propagation de la maladie ; mais, grâce à la négligence des propriétaires et à l'incurie des maires, le nombre des cas de rage s'est accru notablement en France pendant les années 1884 et 1885. Le 5 janvier 1886, le ministre de l'agriculture adressait aux préfets, une circulaire qui débutait ainsi :
« Les renseignements, transmis chaque mois à mon
« administration par les agents du service départe-
« mental des épizooties, établissent qu'il est constaté
« mensuellement de 100 à 150 cas de rage canine ; et
« ce chiffre ne comprend certainement qu'une partie
« des chiens enragés, car en général *la déclaration*
« *prescrite par la loi n'est pas faite*, et l'autorité n'a
« connaissance que des cas dans lesquels l'animal
« est abattu sur la voie publique après avoir causé
« des accidents. » Après avoir constaté que l'accrois-

sement des cas de rage créait un danger pour la sécurité publique, après avoir rappelé la discussion qui venait d'avoir lieu à l'Académie de Médecine sur ce sujet, et après avoir reconnu, de même que l'Académie de Médecine, « que nos règlements sur la « matière donnaient à l'autorité tous les moyens « d'arrêter les progrès du mal », « que dans plusieurs « pays voisins où la législation sur ce point est iden- « tique à la nôtre, mais où les prescriptions en sont « rigoureusement observées, cette redoutable affec- « tion avait aujourd'hui disparu », le ministre incri- minait le relâchement de l'autorité et recommandait aux préfets « d'appeler particulièrement l'attention « des maires sur la nécessité de la déclaration non « seulement des cas de rage manifeste, mais même « des cas de simple suspicion, car ce n'est que par « cette déclaration que l'autorité peut être mise à « même de prendre en temps utile les mesures de « précaution nécessaires ». Il leur recommandait également de demander aux maires « de faire dresser « procès-verbal contre tous ceux qui ne se soumet- « traient pas à cette obligation » et « d'appeler aussi « l'attention des magistrats du parquet sur le haut « intérêt qui s'attache... à ce que toutes les infractions « commises aux dispositions de notre nouvelle légis- « lation sanitaire relatives à la rage soient sévère- « ment réprimées. »

B). *Isolement et séquestration en attendant la visite du vétérinaire.* — Le propriétaire ou le détenteur d'un animal atteint ou soupçonné d'être atteint de rage, devra, en même temps que la déclaration en sera faite et avant que l'autorité administrative soit in- tervenue, le maintenir séquestré, séparé et isolé de tous autres animaux, enfermé dans une cage ou dans un compartiment spécial ou solidement attaché si on ne peut disposer d'un local particulier. L'appli-

cation de cette mesure doit même précéder la déclaration, car il importe d'enlever immédiatement à
l'animal malade ou suspect la possibilité de transmettre son mal à d'autres animaux. Quand il s'agira d'animaux enragés ou soupçonnés de l'être, parce
qu'ils ont présenté certains symptômes de rage, la
séquestration devra être pratiquée avec le plus grand
soin dans un local spécial, ou, à défaut de local, avec
une attache solide ; pour les animaux suspects, parce qu'ils ont été mordus, flairés, roulés par des
chiens enragés ou suspects, la mesure pourra être
appliquée d'une façon moins rigoureuse, surtout s'il
s'agit d'animaux herbivores, au sujet desquels l'isolement à l'attache peut suffire. La séquestration
durera au moins jusqu'à la venue du vétérinaire,
convoqué par le maire ; jusque là il est absolument
interdit de déplacer l'animal, de le vendre, de le transporter d'un lieu dans un autre sous quelque prétexte
que ce soit. La même interdiction s'applique à l'enfouissement et à la livraison à l'équarrissage ; que
l'animal rabique ou suspect meure ou soit tué avant
la déclaration, qui doit même dans ce cas être faite,
ou qu'il meure ou soit tué conformément à l'article
10 de la loi du 21 juillet 1881, après que la déclaration a été faite et avant l'arrivée du vétérinaire, il
est absolument interdit de faire disparaître d'une
manière quelconque le cadavre ; l'animal malade ou
suspect ou son cadavre doivent toujours être conservés jusqu'à la visite du vétérinaire, à moins que dans
certains cas urgents (décomposition avancée du cadavre, etc.,) dont l'appréciation appartient au maire,
celui-ci n'accorde ou n'ordonne l'enfouissement ou
la livraison à l'équarrissage (art. 3. L. 21 juillet 1881
et cir. minis. agr. 20 août 1882). Néanmoins, et
malgré les dispositions prohibitives de notre loi
sanitaire, il peut être quelquefois utile ou même

nécessaire et inévitable de transporter un animal enragé ou suspect de rage ou son cadavre, lorsqu'il s'agit par exemple d'un chien capturé ou tué dans la rue, d'un animal saisi pendant un voyage ou dans un marché. Le transport se fera alors, dans le lieu ou devra être appliquée la séquestration, ou l'autopsie pratiquée, avec certaines précautions : les chiens seront placés dans une cage ou un véhicule bien fermés, et, à défaut, ils seront attachés et muselés solidement; les animaux herbivores seront conduits avec toutes les précautions nécessaires pour empêcher leurs attaques (entraves, attaches, voitures fermées, etc.). Enfin, et bien que les propriétaires aient le droit et même le devoir d'abattre les chiens suspects avant l'ordre de l'autorité, il sera bon, toutes les fois que des personnes ou des animaux auront été mordus, que le chien malade ou suspect de rage ne soit pas abattu avant l'intervention du vétérinaire, si cela peut se faire sans danger; mais il sera enfermé et maintenu étroitement séquestré en attendant l'arrivée du vétérinaire chargé de constater son état. D'ailleurs la prescription de l'article 10 de la loi du du 21 juillet 1881, qui oblige les propriétaires à abattre leurs chiens suspects, vise surtout les animaux suspects pour avoir été mordus ou roulés ; et quand il s'agit d'un animal enragé ou suspect parce qu'il présente certains symptômes de rage, il convient de le séquestrer et de le conserver vivant pour que le vétérinaire puisse mieux apprécier son état et en déduire les mesures à appliquer à ses victimes. L'isolement et la séquestration, en attendant l'intervention de l'autorité, sont obligatoires sous les mêmes peines que la déclaration et impliquent défense de vendre les animaux, défense de les conduire au pâturage, à l'abreuvoir, etc., etc.

C). *Visite et enquête.* — Dès qu'il a été prévenu,
le maire doit s'assurer par lui-même ou par son
délégué (le garde-champêtre dans les communes
rurales, le commissaire de police dans les villes)
que l'isolement et la séquestration ont été effectués,
et s'ils ne l'ont pas été il doit y pourvoir d'office. En
même temps, et soit qu'il ait connu l'existence ou
la suspicion de la maladie par la déclaration régulièrement faite, soit qu'il en ait été avisé de tout
autre façon (rumeur publique, dénonciation), il doit
faire procéder sans retard à la visite de l'animal malade ou suspect par un vétérinaire; dans ce but il doit
informer par voie de réquisition le vétérinaire sanitaire, qui de son côté doit se rendre à l'appel du
maire dans le plus court délai possible. Enfin le
maire doit non seulement provoquer la visite du
vétérinaire, mais encore faire procéder à une enquête chaque fois qu'un cas de rage aura été constaté dans sa commune, pour rechercher l'origine de
la maladie et les animaux qui ont été mordus ou
roulés. C'est le vétérinaire sanitaire, aidé ou non
du délégué de l'administration, qui peut mieux que
personne mener à bien cette enquête. Il examinera
les animaux déclarés malades ou suspects, il s'assu-
rera de leur état, il observera et pèsera tous les
signes qu'ils présenteront, il prendra toutes les précautions utiles pour éviter les accidents et emploiera
tous les moyens usités, si besoin en est, pour assurer
son diagnostic; il pratiquera l'autopsie des cadavres
s'il y en a, il reconnaîtra le contenu de l'estomac et
de l'intestin, l'état de la muqueuse de ces organes,
celui de la rate, des reins, du foie, de la bouche, de
la langue, du pharynx, des amygdales, des glandes
salivaires, du larynx, de la trachée, des bronches,
du poumon et du cœur, il notera l'état du sang et
examinera également la masse encéphalique; il

prendra tous les renseignements qu'il pourra obtenir des propriétaires, des voisins et des personnes de la localité ; il fera une enquête sérieuse pour arriver à connaître l'origine du chien enragé, pour savoir d'où il est venu et ce qu'il est devenu, s'il a disparu, et surtout pour savoir s'il n'a pas mordu ou roulé d'autres animaux que ceux qui ont été déclarés. Dans ces circonstances on ne saurait agir avec trop de soin ; non seulement tout animal enragé ou suspect de l'être, mais encore tout animal mordu, roulé ou flairé doit attirer l'attention du vétérinaire et de l'autorité. La loi a investi le vétérinaire sanitaire du droit de prescrire et d'assurer la complète exécution de l'isolement et de la séquestration, et même de la désinfection s'il la juge immédiatement nécessaire; à lui donc d'apprécier comment il convient de faire pratiquer ces mesures, qui, en cas de rage, doivent avoir pour but surtout d'empêcher tous rapports immédiats entre les malades ou les suspects (offrant des signes de rage) et les autres animaux ou les personnes; à lui de prescrire la désinfection du local (loge, cage, compartiment), des abreuvoirs, de la litière et des ustensiles souillés par les malades, quand il y aura urgence, quand on devra les utiliser pour d'autres animaux. Ses prescriptions devront être exécutées sous la surveillance de l'autorité municipale. Après sa visite, le vétérinaire, sans perdre de temps, rédigera son rapport pour rendre compte des constatations qu'il aura faites, et l'adressera au préfet en le remettant au maire, qui le lui fera parvenir en l'informant de ce qui a eu lieu et de ce qu'il a fait (Art. 4. L. 21 juill. 1881. Art. 1. Décret 22 juin 1882, et circ. min. agr. 20 août 1882). Comme les constatations faites par le vétérinaire sanitaire et les avis formulés par lui dicteront à l'autorité les ordres à

donner, et comme les mesures à appliquer devront
varier, pour les herbivores au moins, suivant qu'il
s'agira d'animaux malades ou d'animaux suspects,
il importe d'indiquer brièvement quelle nous semble
devoir être la règle d'appréciation qu'il aura à suivre. Les animaux suspects de rage se divisent
naturellement en deux catégories : les uns sont dits
suspects parce qu'ils présentent des signes de naturè
à faire craindre l'existence de la rage ; et les autres
sont ceux qui, sans présenter aucun signe de la
maladie, sont présumés en avoir reçu les germes.
Dans la première catégorie se rangent donc les animaux, qui, sans qu'on puisse savoir s'ils ont été
mordus ou roulés par un chien enragé ou supposé
tel, présentent des symptômes qui font soupçonner
l'existence de la rage. La seconde comprend les animaux mordus, roulés, flairés par des chiens enragés
ou supposés tels. Les carnivores, qu'ils soient enragés déjà ou simplement suspects de la 1re ou de la
2e catégorie, doivent, nous le verrons ci-après, être
abattus; cependant il eut été bon que notre législation sanitaire eût, comme celle de la Belgique et de
l'Allemagne, fait une distinction entre les deux catégories de suspects. Quoi qu'il en soit, il importe de
rappeler à quels signes le vétérinaire sanitaire
reconnaîtra qu'un animal est suspect de rage sans
savoir s'il a été mordu antérieurement. Le chien,
qui manifestera un changement de caractère ou
d'habitudes, des modifications de la sensibilité, de
la voix, de l'appétit, des tendances aggressives, etc.,
devra être considéré comme suspect; il en sera de
même du chat, qui présentera des signes analogues,
qui fera entendre des miaulements insolites, etc.
Quant aux herbivores, on les considèrera comme
suspects quand ils présenteront des modifications
dans leur caractère et leur manière d'être, de l'in-

quiétude, de l'excitation, de l'irascibilité, des aber-
rations, quand ils feront entendre des cris insolites,
etc. Enfin la suspicion de rage après la mort résultera de certaines lésions observées à l'autopsie.
Dans un cas comme dans l'autre la suspicion se
changerait en certitude ou quasi certitude, si, aux
symptômes ou aux lésions qui l'ont fait naître, se
joignait la connaissance des antécédents, si on ap-
prenait que l'animal avait été mordu antérieurement par un chien enragé ou supposé tel. En tout
cas il importait, comme nous le verrons mieux par la
suite, d'établir nettement une distinction entre les
diverses catégories de suspects, car rationnellement
les mesures à prescrire ou la façon de les appliquer
devraient varier suivant qu'il s'agit de l'une ou
de l'autre, suivant qu'il s'agit d'animaux carnivores
suspects parce qu'ils ont été mordus ou roulés par
un chien enragé ou supposé tel (suspect d'après
certains symptômes) ou d'animaux carnivores, dont
les antécédents sont inconnus, mais qui sont suspects
parce qu'ils présentent certains signes de rage,
suivant que ces derniers on fait ou non des morsures, et suivant qu'il s'agit d'herbivores suspects
de l'une ou de l'autre catégorie, un cheval qui
présente certains signes de rage étant plus dangereux pour le moment que celui qui vient d'être
mordu.

2° Mesures applicables aux animaux reconnus enragés.

Qu'il s'agisse d'animaux carnivores (chiens, chats)
ou d'animaux herbivores, la loi prescrit les mêmes
mesures.

A). *Abatage.* — Le maire, après avoir assuré l'exécution de l'isolement et de la séquestration, après
avoir provoqué la visite et l'enquête du vétérinaire
sanitaire et après avoir assuré l'exécution de la dé-

sinfection prescrite par le vétérinaire, doit informer
le préfet dans les 24 heures et lui faire connaître les
mesures et les arrêtés qu'il a pris conformément à
la loi sanitaire et au décret de 1882 pour empêcher
l'extension de la contagion ; la communication du
maire doit être accompagnée du rapport du vétérinaire ; mais en attendant que le préfet intervienne,
s'il y a lieu, les arrêtés pris par le maire sont exécu-
toires avant toute approbation (art. 1.-2. Déc. 22 juin
1882 et cir. min. agr. 20 août 1882). Or la rage, lorsqu'elle est constatée chez les animaux de quelque
espèce qu'ils soient, entraîne l'abatage, qui ne peut
être différé sous aucun prétexte (art. 10. L. 21 juillet
1881). Voilà qui est catégorique ; aucune tentative de
traitement ne doit être faite, tous les animaux reconnus atteints de la rage doivent être abattus sans retard ; l'application de cette mesure devra donc être
demandée par le vétérinaire, elle devra être ordon-
née et assurée par l'administration municipale ; le
malade sera tué sur place, par pendaison, immersion, assommement, par un coup de feu, etc. Mais
cette mesure radicale, que l'article 10 précité étend
à tous les carnivores suspects, ne s'applique obligatoirement aux herbivores suspects d'aucune catégorie ; aussi, pour peu que le doute soit permis sur la
nature de la maladie, les animaux herbivores, qui
présenteront des signes de rage, devront être, non
pas abattus, mais séquestrés, enfermés et attachés
dans un lieu sûr, d'où ils ne pourront ni s'échapper
ni avoir des rapports immédiats avec d'autres animaux. Si l'on conçoit qu'on doive avoir peu de mé-
nagements, quand il s'agit d'animaux carnivores,
qui ont moins de valeur et qui sont plus dangereux,
on comprend également la prudence qui s'impose,
quand il s'agit d'autres animaux, dont la valeur est
plus considérable et qui sont beaucoup moins dan-

gereux, lorsque le moindre doute plane sur la nature de l'affection ; c'est que le propriétaire ne reçoit jamais aucune indemnité et si on faisait abattre
comme rabique une bête qui ne le serait pas on lui
infligerait une perte imméritée et on méconnaîtrait
gravement l'esprit de la loi.

B). *Mesures concernant les cadavres, les débris cada-
vériques et les peaux.* — La chair des animaux
morts ou abattus comme atteints de rage ne peut
pas être livrée à la consommation ; les cadavres
doivent être livrés au clos d'équarrissage, pour y
être soumis à la cuisson et transformés industrielle-
ment, ou enfouis, ou soumis à la destruction par le
feu ou par l'acide sulfurique. Aucun débris, si ce n'est
la peau, ne peut être utilisé par le propriétaire. La
loi française, contrairement aux législations belge
et allemande, permet l'utilisation de la peau des
animaux morts de la rage ou abattus pour cause de
cette maladie ; ainsi le propriétaire obligé d'enfouir
le cadavre d'un bœuf, d'un cheval mort de la rage
ou abattu pour cause de rage, peut toujours enlever
la peau pour la vendre à l'industrie, toutefois après
désinfection dûment constatée (art. 14. L. 21 juillet
1881, art. 56. Déc. 22 juin 1882). Cette désinfection se
fera par une immersion de la peau pendant une
heure au moins dans un bain de sulfate de zinc à
2 pour 100 (art. 14. Arr. min. 12 mai 1883).

C). *Désinfection.* — Une fois les malades morts ou
abattus et les cadavres enlevés, il faut faire pratiquer la désinfection du local qu'ils ont occupé et
des divers objets qu'ils ont souillés. Cette mesure
doit (art. 23. Arr. min. 12 mai 1883) être exécutée de
la manière suivante :

Pour les carnivores : 1° Lavage à l'eau bouillante
phéniquée à 2 pour 100 des surfaces sur lesquelles les
animaux enragés ont pu répandre leur bave, et par-

ticulièrement de l'intérieur des niches, des colliers, chaînes d'attache, couvertures, gamelles, etc. 2° Destruction par le feu des restes d'aliments et des litières. — Pour les herbivores : 1° Destruction par le feu des litières, fumiers et restes d'aliments trouvés dans les mangeoires et râteliers ; 2° Lavage, à l'eau bouillante phéniquée, du sol, des murs et des bas flancs, des mangeoires, râteliers, seaux, barbottoirs et de toutes les surfaces et objets sur lesquels la bave a pu être déposée ; 3° Flambage, après lavage et grattage, des boiseries aux points où elles ont été entamées par la dent des animaux pendant leurs accès ; 4° Destruction par le feu des éponges, des licols et cordages d'attache ; 5° Immersion dans l'eau bouillante phéniquée et lessivage des couvertures ; 6° Vidange et nettoyage à l'eau bouillante phéniquée des auges servant d'abreuvoir commun dans lesquelles les animaux ont pu boire au début de leur maladie alors qu'elle n'était pas encore reconnue. — Ces diverses opérations ont pour but la destruction, aussi complète que possible, des germes répandus par les malades dans le monde extérieur et partant la préservation des animaux qui sont exposés à flairer, lécher, toucher, etc., les objets souillés ainsi que celle des personnes chargées de les manier. L'agent désinfectant préconisé est l'acide phénique conjointement avec la chaleur ; mais on peut en employer d'autres aussi actifs ou plus énergiques tels que l'acide sulfurique à 2 %, le sublimé corrosif à 1 pour 1000, et il conviendra d'employer le plus possible le flambage sur les objets qui peuvent le supporter. Les locaux et objets désinfectés convenablement pourront être utilisés après que l'opération sera terminée.

3° Mesures applicables aux carnivores suspects.

Ce sont les mêmes que pour les animaux enragés. Les chiens et les chats suspects de rage ne doivent être

ni cédés, ni vendus, ni déplacés, ils doivent être immédiatement abattus. Le propriétaire ou le détenteur de l'animal suspect est tenu, même en l'absence
d'un ordre des agents de l'administration, de pourvoir à l'accomplissement de cette prescription (art.
10. L. 21 juillet 1881). L'abatage est donc absolument
obligatoire dans les cas de simple suspicion, quand
il s'agit de chiens ou de chats mordus ou roulés ; et
c'est à l'autorité municipale qu'il appartient de faire
exécuter ces prescriptions ; de plus les particuliers
doivent faire abattre eux-mêmes, sans attendre l'intervention de l'autorité, les chiens et les chats qu'ils
savent suspects de rage. Telle est bien la règle contenue dans notre législation sanitaire ; mais cette règle n'y est pas indiquée peut-être avec toute la clarté désirable. Quels sont les chiens suspects visés par l'article 10 précité ? Si on s'en réfère à la circulaire ministérielle du 20 août 1882, on y lit à propos de
l'article 10 de la loi de 1881 : « Quant à la suspicion,
« elle résulte de ce fait que les chiens et les chats
« ont été mordus ou seulement roulés par des ani
« maux enragés ». Or nous avons vu qu'il y a encore
deux autres catégories de chiens suspects : les chiens
qui sont suspects, parce qu'ils ont été mordus ou
roulés par des animaux non reconnus enragés mais
seulement supposés ou soupçonnés tels ; et les
chiens, qui, sans qu'on sache s'ils ont été mordus ou
roulés par un animal enragé ou supposé tel, présentent des symptômes qui font soupçonner l'existence de la rage. Admettons que la prescription de
l'article 10 (abatage obligatoire) doit être appliquée,
tant aux carnivores mordus ou roulés par un animal soupçonné d'être enragé, qu'à ceux qui ont été
mordus ou roulés par un animal reconnu enragé,
car la raison de décider est à peu près la même dans
les deux cas ; il s'agit en effet dans le premier cas

d'animaux, qui ont eu des rapports, qui seraient propres à transmettre la rage, avec des chiens qu'on soupçonne d'être enragés, sans avoir pu vérifier complètement leur état; cela suffit pour les faire condamner, et il est tout naturel de les abattre avant qu'ils aient pu devenir dangereux. Mais j'estime qu'il faut apporter un tempérament dans l'application de l'art. 10, quand il s'agit de chiens, qui présentent certains signes de rage, sans qu'on puisse savoir s'ils ont été mordus ou roulés ; non pas qu'il faille les épargner pour eux-mêmes et se dispenser de leur appliquer immédiatement la prescription de l'article 10 s'ils n'ont encore pu faire aucune victime, mais parce que s'ils ont mordu des personnes ou des animaux, il convient de les séquestrer et de les conserver, comme je l'ai déjà dit, pour que le vétérinaire puisse mieux apprécier leur état et en déduire les mesures applicables à leurs victimes. Cette distinction semble rationnelle, et elle n'est point exclue par l'interprétation que donne la circulaire ministérielle sur le mot *suspect*. J'ajoute qu'elle est faite par la loi belge et la loi allemande, qui prescrivent, l'une une séquestration de dix jours, et l'autre une séquestration de huit jours. Il y a, je viens de le montrer, tout avantage à imiter cette pratique, pourvu que l'animal suspect soit bien enfermé, bien attaché, bien isolé, bien séquestré, sauf à le faire abattre si, avant les dix jours, l'existence de la rage est manifeste. Au moins, en agissant de la sorte et si le chien guérit ou meurt d'une autre affection, on pourra rassurer les personnes mordues et se dispenser d'appliquer aux animaux les mesures que la loi édicte. Enfin je n'approuve qu'à demi l'obligation mise à la charge des particuliers de faire abattre eux-mêmes leurs animaux suspects, parce qu'elle est sanctionnée par la même peine que le défaut de déclaration, parce que, quand il s'agit de chiens qui viennent d'être mordus, le danger n'est pas imminent, et parce que, l'autorité devant intervenir promptement, il eût été suffisant d'obliger les propriétaires à tenir leurs animaux séquestrés et à faire la déclaration; j'aimerais mieux que ce qui est obligation fût une simple tolérance. Après l'abatage, les cadavres doivent être traités comme ceux des animaux enragés. — La loi sanitaire allemande exige, comme la loi française, l'abatage des chiens et des chats mordus ou roulés ou soupçonnés d'avoir été mordus ; cependant elle décide que exceptionnellement on pourra permettre la séquestration pendant trois mois au moins d'un chien suspect de rage, si cet isolement, d'après l'avis de la police, peut se faire avec une sûreté suffisante, et si le propriétaire consent à supporter tous les frais résultant de la séquestration et de la surveillance par la police. En France, si on a eu quelquefois, sous l'ancienne législation sanitaire et même depuis la loi de 1881, toléré une certaine dérogation à la prescription relative à l'abatage des carnivores suspects, il est défendu de mettre en pratique un régime semblable à celui que permet la loi allemande. Le vétérinaire sanitaire doit toujours demander catégoriquement, et l'autorité municipale doit ordonner et faire exécuter impitoyablement l'abatage de tous les chiens et chats qui ont été flairés, roulés, mordus, ou qui auraient pu l'être par des chiens enragés ou suspects. Il est bien vrai que cette mesure si sage et si nécessaire est souvent incomplètement appliquée. Il y a en effet des chiens qui sont mordus à l'insu de tout le monde, et d'un autre côté les propriétaires ne se prêtent pas toujours volontiers à l'application de l'abatage. L'administration supérieure s'est à maintes reprises préoccupée de cette situation et du danger qui en résulte. Dans une circulaire du ministre de l'agriculture et du commerce en date du 19 juillet 1878, on lisait ce qui suit : « Les chiens mordus par un chien « enragé pouvant devenir et devenant en effet trop « souvent les agents de la propagation de la mala-« die, dont le germe leur a été inoculé, le devoir de « l'autorité est d'en ordonner l'abatage sans rémis-« sion et d'user de la même rigueur envers les « animaux des espèces canine et féline *qu'il y a lieu* « *de soupçonner d'avoir été mordus.* Les maires n'au-« ront pas d'ailleurs à se préoccuper des résistances « qu'ils pourraient rencontrer de la part des pro-« priétaires. Du moment où un chien a été mordu « ou qu'il y a des motifs de croire qu'il l'a été, il doit « être impitoyablement abattu ; aucune considéra-« tion ne doit le soustraire à son sort. Les maires « ont tout pouvoir à cet égard. Il a été jugé que « *lorsqu'un règlement de police ordonne l'abataye de cer-*« *tains animaux mordus et suspects d'hydrophobie, il est obli-*« *gatoire même pour le propriétaire qui tient son chien ainsi* « *mordu renfermé chez lui.* — *Arrêt de la Cour de Cassa-*« *tion.* — *Lespiault contre Ministère public,* 20 août 1874 ». Dans la circulaire du 20 août 1882, en commentant l'article 10 de la loi du 21 juillet 1881, le ministre de l'agriculture rappelait « qu'il n'y a pas lieu, pour « retarder l'abatage, de s'arrêter à cette considéra-« tion que les animaux suspects sont tenus renfer-« més dans l'intérieur des habitations ». Il y reve-nait enfin dans la circulaire plus récente du 5 janvier 1886 en recommadant aux préfets de pres-crire aux maires de faire rechercher et de faire abattre immédiatement tous les chiens mordus ou simplement roulés sans avoir à tenir aucun compte « d'aucune opposition ni d'aucune résis-tance ».

Les chiens et les chats suspects (ceux ayant été flairés, poussés, renversés, roulés, mordus par un chien enragé ou suspect ; ceux ayant mangé des matières provenant d'animaux enragés ou ayant eu le contact avec elles ou avec des chiens enragés ou suspects ; ceux mordus par des animaux morts depuis et dont l'autopsie fait reconnaître ou soupçonner la rage ; ceux mordus par des chiens furieux, qui ont été abattus, et dont l'autopsie laisse soupçonner la rage, etc.) doivent immédiatement être soumis aux mesures prescrites par les règlements sanitaires. On a été jusqu'à considérer, comme devant être rangés parmi les suspects, les animaux (carnivores et herbivores) qui ont eu des rapports sexuels avec des suspects en incubation de rage. Dans la pratique, des résistances se sont plus d'une fois montrées ; mais la Cour de Cassation (Chambre criminelle) a annulé, en 1883, un jugement du tribunal de simple police de Prades (Pyrénées-Orientales), et a décidé que l'arrêté préfectoral ou municipal qui dispose que « seront abattus les chiens et les chats « enragés et les animaux de même espèce qui ont « été mordus par des animaux enragés ou qui sont « soupçonnés de l'avoir été » est légal et obligatoire, et qu'en outre ledit arrêté s'applique aussi bien aux chiens et aux chats conservés dans la maison de leurs maîtres ou restés sous leur surveillance qu'aux chiens et chats allant sur la voie publique. Le tribunal correctionnel de Lyon a condamné à 50 francs d'amende un propriétaire qui avait refusé de faire abattre son chien mordu par un chien enragé.

Ainsi donc aucune hésitation ne saurait être permise ; il faut que tous les chiens et les chats roulés, mordus ou soupçonnés de l'avoir été soient abattus. A la rigueur, on eût pu dans certains cas se contenter, comme en Allemagne, d'une bonne séquestration avec surveillance sanitaire ; mais l'application d'une pareille mesure ne saurait être bien faite chez le propriétaire, elle devrait avoir lieu dans une fourrière ou une infirmerie bien organisée, et elle devrait durer non pas seulement trois mois mais bien quatre mois, huit mois, dix mois ou un an ; et d'ailleurs il n'y a pas lieu de s'y arrêter plus longuement, car la dérogation que constitue cette manière de faire est prohibée même dans les Écoles Vétérinaires.

4° Mesures applicables aux animaux herbivores suspects.

Les animaux herbivores suspects de rage, ne seront, avons-nous déjà vu, jamais abattus par ordre de l'autorité tant qu'ils ne seront que suspects. Lorsqu'ils ont été mordus par un chien enragé, ou lorsqu'ils sont suspects parce qu'ils présentent déjà certains signes de la rage, le maire, après avoir reçu la déclaration et provoqué la visite du vétérinaire sanitaire, doit prendre une décision, un arrêté pour mettre ces animaux sous la surveillance de ce vétérinaire qu'il délègue à cet effet. Ces animaux (ils peuvent être plus ou moins nombreux; quand il s'agit d'un troupeau de bétail dans lequel s'est introduit un chien hydrophobe, tous les sujets qui le composent sont suspects,) doivent être marqués par les soins du vétérinaire; la *marque* sera faite au feu et à la joue gauche, sur laquelle on imprimera les deux lettres S. R. ; on pourra aussi la faire à la matière colorante et sur le dos, quand il s'agira de petits animaux; on pourra se contenter, au lieu des lettres S. R., d'un signe quelconque propre à faire reconnaître les animaux. On pourra enfin s'abstenir de marquer les animaux, quand ils seront peu nombreux et quand ce seront des solipèdes ou des bovins, dont le simple signalement suffira à les faire reconnaître. Pour les animaux herbivores suspects il faut, avons-nous déjà vu, établir les mêmes catégories que pour les carnivores. Les uns (ceux présentant déjà des signes de la maladie sans qu'on puisse savoir s'ils ont été mordus jadis) devront d'ores et déjà être maintenus séquestrés, enfermés et solidement attachés ; ils ne pourront ni être déplacés, ni être vendus pour la boucherie, et on ne devra en vendre ni en utiliser aucune partie, ni le lait, ni aucun produit; ils devront ensuite être abattus dès que l'existence de la maladie sera confirmée; et, si leur état redevient normal, la séquestration cessera d'être appliquée huit ou dix jours après. Quant aux animaux suspects parce qu'ils ont été mordus, parce qu'ils sont soupçonnés de l'avoir été (tous ceux faisant partie d'un troupeau attaqué par un chien enragé), parce qu'ils ont cohabité avec des animaux de leur espèce devenus enragés, parce qu'ils ont fréquenté les mêmes pâturages, les mêmes abreuvoirs, etc., il est également interdit au propriétaire de s'en dessaisir pendant tout le temps que dure la surveillance à laquelle ils sont soumis ; et cette surveillance doit durer au moins six semaines; mais ce minimum fixé par notre législation est insuffisant ; d'ailleurs, il appartient à l'autorité de le prolonger et un délai de deux mois ne serait point exagéré ; d'ailleurs enfin, dans d'autres pays, cette mesure est appliquée pendant deux, trois ou quatre mois (Allemagne). Le lait des animaux placés sous la surveillance sanitaire ne devra pas être vendu ; il pourra à la rigueur être utilisé dans la ferme, tant que les animaux ne présenteront rien d'insolite, sauf à cesser de l'être du jour où ils seront reconnus malades ; mais il est certainement dans l'esprit de notre législation d'en interdire l'utilisation, vu quelle défend celle de leur viande ; d'ailleurs les législations belge et allemande prohibent également l'utilisation pour la consommation du lait des bêtes suspectes; néanmoins les propriétaires pourront s'en servir, après l'avoir soumis à l'ébullition, pour la nourriture des animaux de la ferme tels que porcs, etc. Les animaux suspects (mordus ou soupçonnés de l'avoir été) seront donc maintenus séquestrés dans les habitations et surveillés par la police et par le vétérinaire délégué à cet effet, qui les visitera périodiquement tous les huit jours, et qui devra être avisé par le propriétaire dès qu'il surgira quelque changement dans leur état. Pourtant l'utilisation des chevaux et des bœufs pour le travail pourra être autorisée par l'administration, à la condition pour les chevaux d'être muselés ; mais cette autorisation cessera d'avoir son effet dès l'instant où quelque changement sera survenu dans l'état des animaux. J'ajoute que l'autorisation pourra également être donnée au propriétaire de conduire les animaux au pâturage tant qu'ils ne présenteront rien d'anormal, surtout quand il s'agira de moutons, et même quand il s'agira de grands herbivores s'il n'y a pas pour lui possibilité de les nourrir dedans ; vouloir qu'il en fût autrement, ce serait vouloir ruiner le propriétaire, attendu qu'il ne pourrait alors que faire abattre ses animaux pour les livrer à l'équarrissage ou les enfouir. Mais quand l'administration municipale, sur le conseil du vétérinaire, accordera cette autorisation, les animaux devront être surveillés encore avec plus de soins, afin qu'on puisse reconnaître sans retard le moindre signe de maladie et faire enfermer ceux dont l'état inspirera quelque inquiétude. Que si le propriétaire veut se dessaisir de ses animaux suspects, il n'y sera autorisé que en vue de les faire abattre et de les faire enfouir ou de les livrer à un clos d'équarrissage. Notre législation prohibe l'utilisation de la viande des animaux suspects comme celle de la viande des malades. Il y a là, de l'avis d'un grand nombre de personnes, une rigueur excessive, qui n'est pas suffisamment justifiée, et qui porte une atteinte considérable aux intérêts des propriétaires; il eût été préférable peut-être de laisser vendre pour la boucherie les herbivores mordus, dans les huit jours qui suivent la morsure, car le système actuel, entraînant de trop grandes pertes pour les propriétaires, en amène certains à ne pas faire la déclaration, et il arrive alors que ceux qui ont obéi à la loi sont plus maltraités que ceux qui l'ont sciemment transgressée. D'ailleurs la loi manque en cette matière d'esprit de suite, elle permet la vente, et la vente pour la boucherie, après une séquestration de six semaines; or après ce laps de temps la rage peut encore éclore, soit que l'incubation dépasse cette durée, soit que les premiers malades en aient contaminé d'autres.

Que les règlements sanitaires de l'Allemagne sont bien plus rationnels et plus ménagers des intérêts des propriétaires! Ils prescrivent une séquestration ou surveillance de deux mois pour les moutons, chèvres et porcs, de trois mois pour les solipèdes et de quatre mois pour les bêtes bovines. Pendant la durée de la surveillance, et moyennant une autorisation préalable, les animaux peuvent être changés d'écurie, de ferme, de localité, sous la condition que l'autorité de leur nouvelle destination en sera informée et continuera à les faire surveiller. L'utilisation des animaux placés sous la surveillance est permise, ainsi que leur envoi au pâturage, sous la seule réserve que, dès l'apparition du moindre symptôme, ils seront maintenus enfermés, séquestrés et que l'autorité sera avisée. Enfin il est

permis de tuer les animaux mordus pour la boucherie à la condition que, avant la mise en débit, les parties où il y a des morsures seront enlevées Dans mes ouvrages sur la police sanitaire, j'avais toujours préconisé une semblable pratique consistant à autoriser l'utilisation des mordus pour la boucherie, sous la réserve de retrancher la partie qui était le siège de la morsure. Quoi qu'il en soit, nos règlements sont formels. L'article 55 du décret du 22 juin 1882, qui contient toute la police sanitaire applicable aux herbivores suspects, édicte en effet la disposition suivante : « Dans ce cas (lorsque le pro-
« priétaire est autorisé à faire abattre ses animaux),
« il est délivré un laissez-passer, qui est rapporté
« au maire dans le délai de cinq jours, avec un cer-
« tificat attestant que les animaux ont été abattus.
« Ce certificat est délivré par le vétérinaire délégué
« à la surveillance de l'atelier d'équarrissage.» Il va sans dire que point ne sera besoin de laissez-passer, ni de certificat du vétérinaire chargé de la surveillance du clos d'équarrissage, si le propriétaire fait abattre sur place et enfouir ensuite dans ses terres ses animaux sous la surveillance du vétérinaire sanitaire ou du délégué du maire. Il va sans dire aussi qu'en pareil cas l'utilisation de la peau demeure permise sans désinfection préalable.

II. Mesures de prophylaxie prescrites ou conseillées, a l'égard des chiens non suspects, pour empêcher la propagation de la rage.

Les mesures ou moyens de préservation, qu'il nous reste à examiner, sont les unes prescrites par nos règlements sanitaires, et les autres ont été conseillées ou le sont encore par les hygiénistes.

1° Mesures prescrites par les règlements sanitaires.

Elles sont au nombre de deux: Le port obligatoire d'un collier ; le musellement temporaire et l'usage de la laisse (art. 51, 52, 53, 54. Déc. 22 juin 1882 et circ. min. agr. 20 août 1882).

A). *Port du collier.* — Cette mesure, introduite dans notre système sanitaire contre la rage, était motivée ainsi qu'il suit par la circulaire du Ministre de l'agriculture et du commerce du 19 juillet 1878:

« La rage trouve certainement un de ses principaux éléments de propagation parmi les chiens errants, qui existent en grand nombre dans presque toutes les villes, et qu'à Paris seulement on n'évalue pas à moins de 20,000 individus. Il y a là un danger sérieux, toujours imminent, car on sait que la rage se manifeste à toutes les époques de l'année, et même, contrairement à une opinion très répandue, ce n'est pas dans les mois d'été, pendant les fortes chaleurs, qu'elle sévit avec le plus d'intensité.

« Il importe donc au plus haut degré d'employer tous ses efforts à faire disparaître cette population de chiens vagabonds et errants, et à l'empêcher de se reformer. C'est le principal but vers lequel on doit tendre. Il sera atteint par la destruction de tous les chiens qui ne porteront pas la marque de leur propriétaire.

« Décider que la voie publique sera absolument interdite aux chiens, à moins qu'ils ne soient tenus en laisse, c'est une mesure qui peut être prescrite dans les centres populeux, mais qui n'est guère susceptible d'une application générale. Au contraire, on peut exiger *partout* que les chiens soient munis d'un collier portant les noms et demeure de leur propriétaire ; personne n'aura de raison plausible à faire valoir contre cette obligation, et ceux qui voudront conserver leurs chiens devront s'y soumettre. Le collier associera ainsi le propriétaire à la surveillance exercée par l'administration. Il montre que l'animal a un maître, qui exerce envers lui une certaine sollicitude et qui, incessamment placé sous le coup de responsabilités pénales ou civiles, doit s'attacher à prévenir les accidents que son animal pourrait causer. Grâce à cette mesure, qui n'a rien d'excessif, les propriétaires seront donc déterminés par leur intérêt à donner à l'autorité le concours de leur propre vigilance; et la perspective des graves responsabilités que leur négligence leur ferait encourir sera pour eux un puissant motif de ne plus laisser autant divaguer leurs chiens, quand les circonstances feront craindre les dangers d'une contagion. »

Le décret du 22 juin 1882 contient, au sujet de cette mesure, deux articles qui en prescrivent l'application et en fixent la sanction immédiate.

Art. 51. — Tout chien, circulant sur la voie publique en liberté ou même tenu en laisse, doit être muni d'un collier portant, gravé sur une plaque de métal, les nom et demeure de son propriétaire.

Sont exceptés de cette prescription les chiens courants portant la marque de leur maître.

Art. 52. — Les chiens trouvés sans collier sur la voie publique et les chiens *errants*, même munis de collier, sont saisis et mis en fourrière.

Ceux qui n'ont pas de collier et dont le propriétaire est inconnu dans la localité *sont abattus sans délai*.

Ceux qui portent le collier prescrit par l'article précédent et les chiens sans collier, dont le propriétaire est connu, sont abattus, s'ils n'ont pas été réclamés avant l'expiration d'un délai de trois jours francs. Ce délai est porté à cinq jours francs pour les chiens courants avec collier ou portant la marque de leur maître.

Les chiens destinés à être abattus peuvent être livrés à des établissements publics d'enseignement ou de recherches scientifiques.

En cas de remise au propriétaire, ce dernier sera tenu d'acquitter les frais de conduite, de nourriture et de garde, d'après un tarif fixé par l'autorité municipale.

La circulaire ministérielle du 20 août 1882, contient au sujet de ces deux articles les réflexions suivantes :

« L'article 51 rend le port du collier obligatoire pour tout chien circulant sur la voie publique, même lorsqu'il est tenu en laisse. Cette disposition a une importance, elle permet de rechercher à qui les animaux appartiennent et de mettre en cause les responsabilités, lorsque des accidents viennent à se produire par le fait de ces animaux. Par l'obligation du collier, les propriétaires se trouvent intéressés à exercer sur leurs chiens une surveillance attentive, afin de ne pas encourir les risques des peines et des dommages-intérêts auxquels les accidents causés par eux pourraient donner lieu. »

« Le danger de la rage dans les villes et surtout dans les grandes villes, est accru par le nombre considérable de chiens divaguant sur la voie publique. Les chiens trouvés sur la voie publique sans collier et les chiens errants même munis de collier *doivent être capturés et mis en fourrière ;* il est ensuite procédé à leur égard comme il est dit dans la suite de l'art. 52. Dans certaines localités on avait pour habitude de mettre en vente des chiens mis en fourrière et non réclamés par leurs propriétaires dans un délai déterminé ; cette pratique qui peut avoir les plus graves conséquences doit être absolument abandonnée si elle existe encore quelque part. »

Enfin la circulaire du 5 janvier 1886 recommande aux préfets d'inviter les maires « à faire exercer « une surveillance constante dans leur commune, « afin d'assurer la saisie de tout chien errant ou de « tout chien non muni du collier réglementaire, et « à donner les ordres nécessaires pour que ces ani- « maux soient toujours sacrifiés dans les délais fixés « par le règlement d'administration publique du 22 « juin 1882. »

Les explications qui précèdent sont trop claires pour qu'il soit utile de donner de plus amples détails ; il n'y manque que la définition exacte du *chien errant*. On devra, d'après les articles 51 et 52, considérer comme chiens errants : tous ceux qui ne seront pas munis d'un collier indiquant le nom et l'adresse de leur maître ; tous les chiens courants qui ne porteront pas la marque de leur maître ; tous ceux qui n'ont pas de collier et dont le maître est inconnu dans la localité ; tous ceux enfin qui, bien que munis d'un collier, sont errants sur la voie publique. Or, à quoi reconnaître qu'un chien muni de son collier réglementaire est errant ? Un chien, même muni de son collier, qui ne sera ni tenu en laisse, ni accompagné, ni surveillé de près, celui qui n'est accompagné de personne et n'accompagne personne, celui qui est inconnu dans la localité et qui y divague seul, celui que personne ne dit sien, devra être considéré comme chien errant et traité comme tel. Voilà qui est entendu, tous chiens sans collier et tous chiens errants doivent être traités conformément à l'article 52 du décret du 22 juin 1882 ; ils doivent être saisis, capturés et mis en fourrière pour y être ensuite abattus ou livrés à leurs propriétaires s'il les réclament. La capture des chiens sans collier et des chiens errants n'est organisée que dans quelques villes les plus importantes, et de l'avis de tout le monde jamais un service n'a aussi mal fonctionné que celui-là ; à chaque instant dans les villes et dans les campagnes on rencontre des chiens errants et des chiens sans collier.

L'application des articles 51 et 52 du Règlement d'administration publique du 22 juin 1882 implique, pour les municipalités l'installation d'une fourrière, d'un chenil municipal, la capture des chiens sur la voie publique, leur transfert à la fourrière, leur conservation pendant un certain temps, leur ocision ou leur remise aux propriétaires.

Le chenil (dépôt, fourrière, refuge, etc.), devant être considéré, à l'égal des infirmeries de chiens, comme un établissement incommode et dangereux par son voisinage, par l'odeur qu'il laisse dégager et par les cris des animaux, sera autant que possible installé dans un endroit retiré de la ville, éloigné des places publiques et des grandes voies de communication, éloigné même des habitations, établi le long d'un cours d'eau ou dans son voisinage et en aval, construit de manière à dérober la vue de son intérieur aux passants, alimenté d'eau en quantité suffisante pour le laver tous les jours et pourvu de voies d'écoulement. On ne peut, à mon sens, indiquer à la municipalité un emplacement plus propice que celui qu'elle pourra choisir dans les dépendances du clos d'équarrissage s'il y en a un ou dans celles de l'abattoir. Le chenil devra être agencé convenablement à l'intérieur pour la commodité du service, pour la sûreté du personnel et pour la facilité des soins de propreté ; le mieux sera de le construire de telle sorte qu'il puisse contenir deux rangées de stalles, niches, ou cages parallèles et séparées l'une de l'autre par un passage, dont le sol sera en dos d'âne et présentera le long de chaque rangée de niches une rigole avec pente pour l'écoulement facile des eaux de lavage. Les niches seront bien cloisonnées, bien séparées les unes des autres par des cloisons en pierres ou en briques cimentées, le sol sera en dalles ou en briques cimentées avec pente d'arrière en avant pour faciliter le lavage ; le plafond pourra être en planches, madriers ou grillages de fer ; la porte sera en fer et à claire-voie pour permettre de voir l'intérieur sans ouvrir ; chaque niche aura un anneau ou deux et ne devra recevoir qu'un seul chien à la fois. Enfin l'installation du chenil sera complétée par l'adjonction : d'une sorte de cuisine pour la préparation de la nourriture des animaux; d'un local destiné à servir de cour d'abatage, et des instruments nécessaires pour cette opération; des moyens propres à saisir et à attacher les animaux (lasso, chaînes, muselières), à les transporter (voitures, cages roulantes), à leur donner à manger (écuelles, gamelles), à entretenir la propreté (seaux, balais, brouettes), etc.; la tenue devra enfin être irréprochable en tant que vigilance et propreté.

La capture des chiens errants sur la voie publique doit être faite par les agents de la police municipale, ou tout au moins sous leur surveillance; et, comme il importe de leur donner les moyens de s'acquitter de ce devoir sans trop de risques pour eux, on met à leur disposition dans les villes un ou plusieurs hommes dressés à cette besogne, le même ou les mêmes qui sont chargés des soins de la fourrière ou qui sont employés au clos d'équarrissage. Aux jours et heures fixés par l'administration municipale, le personnel, chargé de capturer les chiens errants, ordinairement composé d'un ou de deux hommes dressés ad hoc, agissant sous la surveillance d'un ou de deux agents de police, muni des instruments nécessaires et suivi d'une voiture pour recevoir les chiens capturés, parcourt les rues de la ville pour l'accomplissement de sa besogne. Il va sans dire que dans nombre de villes importantes, dans les petites villes, dans les villages et dans les campagnes, rien de semblable ne se passe, et les chiens errants ou sans colliers y sont généralement laissés tranquilles. C'est que, pour des personnes non dressées à ce genre d'exercice et même pour celles qui sont dressées, l'opération, qui consiste à saisir dans la rue un chien errant, n'est pas sans danger; plus d'une fois il en est qui ont été mordues ; et d'ailleurs les plus habiles ne laissent pas que de manquer un bon nombre de chiens qui n'attendent pas leur approche. Quoi qu'il en soit, voici comment s'opère la saisie d'un chien errant : l'attrapeur lance ou passe autour du cou de l'animal un lasso en corde mince et souple, ou un lacet en fil de laiton flexible, ou une cravache en nerf de bœuf se terminant par un nœud coulant, ou un lasso formant nœud coulant attaché au bout d'un bâton ou d'un manche de fouet ; ensuite, s'il ne l'a pas manqué, il tire à lui ou résiste à l'animal qui cherche à fuir ; le lasso ou le nœud coulant se resserre autour du cou du chien ; celui-ci crie, se débat, se défend, ameute les chiens et les gens, mord l'attrapeur s'il n'y prend garde et peut lui inoculer la rage s'il l'a déjà.

La saisie opérée, il reste à conduire les animaux capturés à la fourrière. On leur met, avant de les délivrer du lasso ou du nœud coulant, une muselière et un collier solide ; puis, avec une chaîne, on les attache dans la charrette, qui doit être divisée en compartiments bien distincts, bien séparés les uns des autres par des cloisons en planches peintes (chaque compartiment ne devant recevoir qu'un chien), recouverts, aérés convenablement, fermés solidement et munis chacun d'un anneau. On peut aussi se servir pour recevoir les animaux capturés de caisses ou cages mobiles, qu'on charge sur une charrette plate ; et de cette façon on obtient le même résultat, pourvu que les cages soient agencées convenablement. Souvent enfin, soit pour abréger l'opération, soit pour se soustraire plus vite aux regards et aux cris des passants, l'attrapeur place le chien capturé dans la cage sans prendre la précaution de le museler et de l'attacher ; de la sorte il pourra encore se faire mordre en arrivant à la fourrière

quand il faudra faire passer l'animal dans le chenil.
Installés à la fourrière, les chiens devront être
maintenus enfermés ; ils seront convenablement
soignés et nourris et ne seront soumis à aucun
mauvais traitement, en attendant que leur sort soit
définitivement réglé conformément aux dispositions
de l'article 52 précité. Mais de là à autoriser, sur les
demandes des sociétés protectrices des animaux, la
création de maisons d'asile ou des refuges pour les
chiens errants ou abandonnés, comme cela a été fait
à Londres et à Paris, il y a loin ; et il est véritablement singulier, pour ne pas dire plus, qu'on ait autorisé, contrairement a la loi, la création de pareils
refuges où on a pu recevoir les chiens trouvés sur
la voie publique et d'autres catégories de chiens
abandonnés ou payants, pour en donner ensuite
aux personnes qui voulaient s'en charger. De pareilles façons d'agir devaient avoir pour effet d'entretenir et de propager la rage, d'autant plus que les
cas de maladie n'étaient point déclarés et les suspects
n'étaient point abattus bien que vivant en promiscuité
par groupes de vingt. Dans un de ces refuges on a
dû sacrifier pendant une seule année trente chiens
ou chats enragés, et un des gardiens y a été mordu
par un chien hydrophobe. La fourrière municipale
seule doit recevoir les chiens errants ou abandonnés;
et aucun n'en doit sortir pour être vendu ou donné,
hormis dans les cas et pour la destination prévus par
le paragraphe 4 de l'article 52. Ceux qui ont été saisis
sur la voie publique sans collier, et dont le propriétaire n'est pas connu dans la localité, seront abattus
en arrivant à la fourrière, à moins qu'ils ne soient
livrés à des établissements publics d'enseignement
ou de recherches scientifiques. Ceux qui portent un
collier indiquant le nom et l'adresse de leur maître,
et ceux dont le propriétaire est connu seront con-

servés trois jours francs ou cinq jours francs (le jour de la capture ne comptant pas et l'abatage ne pouvant avoir lieu que le 4e ou 6e jour) ; ils seront inscrits sur un registre, et le propriétaire sera prévenu par lettre ou autrement; passé le 3e ou le 5e jour compté à partir du lendemain de la saisie, ils seront sacrifiés ou livrés à des établissements publics d'enseignement ou de recherches scientifiques.

Divers procédés d'occision ont été conseillés pour se débarrasser des chiens non réclamés ou qui ne peuvent être réclamés, ce sont: l'assommement avec une masse en bois ou en fer ; l'étranglement ou la pendaison ; la pendaison et l'assommement combinés ; la submersion, l'empoisonnement, l'asphyxie, le foudroiement, etc. Pour pratiquer l'assommement sans danger, il sera bon que l'animal ait les yeux recouverts et soit muselé ou tout au moins attaché court à un anneau fixé dans le sol. La pendaison, sans l'assommement, est un moyen à délaisser comme ne faisant pas disparaître assez rapidement la vie. L'empoisonnement par la strychnine ou l'acide prussique doit aussi être délaissé, à cause de la souffrance que l'une détermine, à cause de la rapide altération de l'autre, et à cause du danger qu'il peut y avoir à confier l'un et l'autre à des mains inexpérimentées. Le foudroiement par une décharge électrique sur l'animal placé dans des conditions convenables d'isolement, pratiqué en Amérique, est un moyen sûr et rapide mais trop coûteux, etc. La submersion et l'asphyxie par un gaz délétère ont été conseillées avec raison et sont mises en pratique dans certaines villes. Rien n'est facile comme d'installer dans la fourrière un réservoir d'eau d'une certaine capacité, dans lequel on plongera les chiens voués à la mort au moyen d'une cage en fer dans laquelle on les aura placés et qu'on retirera un quart d'heure après, pour livrer les cadavres à l'équarrissage ou à tout autre mode de destruction ; le réservoir peut être construit dans le sol, d'un côté on peut y avoir accès par une pente, et la cage en forme de chariot muni de roulettes peut de la sorte être manœuvrée, entrée et sortie sans peine par un seul individu. Enfin on peut également installer dans la fourrière une chambre à asphyxie (comme l'ont imaginé les Américains), un compartiment bien clos pour y produire de l'acide carbonique et y placer les chiens. Voici la description de la chambre d'asphyxie employée à Florence :

« L'opération de l'asphyxie se fait dans une pièce annexée à l'abattoir, qui contient, suivant les différentes tailles, douze à dix-huit chiens. De forme rectangulaire, elle est construite avec des briques et de la chaux, longue de deux mètres soixante-dix centimètres, haute de un mètre cinquante, et large de un mètre trente centimètres, avec le plan inférieur légèrement incliné, et le plancher à voûte.

« Cette chambre a une petite porte mobile avec le battant tout doublé autour de caoutchouc, qui est appliqué au châssis muré aux parapets de la partie antérieure de la cellule au moyens de boulons. Dans la partie supérieure du même châssis, il y a une petite fenêtre munie d'un double cristal.

« A l'intérieur de la cellule, à la distance de quarante centimètres environ, se trouve un petit barreau mobile, en fer, fixé à la paroi latérale qui s'ouvre en direction opposée à l'entrée de la petite chambre, qui, se repliant au besoin sur lui-même, sert à séparer les chiens des brasiers qui contiennent le charbon en combustion.

« Dans la partie latérale longitudinale externe se présente, libre au visiteur, une petite fenêtre, munie, elle aussi, d'un double cristal, et fournie à l'in-

térieur d'une grille en fer. Comme dans les parties
supérieure et postérieure de la même cellule, qui
aurait en commun le mur avec le chenil, il y a une
autre ouverture ou fenêtre avec serrure mobile, couverte, elle aussi, d'un double cristal, qui est fixée
en place par des boulons, et avec le battant garni de
de caoutchouc pour avoir une fermeture hermétique;
et ces trois petites fenêtres servent à donner du jour
à la chambre d'asphyxie, où l'on voit très bien les
chiens et les brasiers.

« Dans la partie postérieure opposée à l'entrée de
la cellule, figurent une ou plusieurs poulies suivant
le besoin, fixées à une certaine hauteur de la paroi
à laquelle la cellule est adossée. Sur les poulies on
fait courir des cordes, dont un bout introduit par
l'ouverture supérieure et tournant à l'intérieur de la
petite chambre, est porté hors de la petite porte d'entrée, tandis que l'autre bout, passant sur la partie
supérieure externe, est lié à un clou courbé, fixé
dans le mur, à la portée du gardien.

« Au moment où il faut pratiquer l'asphyxie, le
gardien enlève des petites cellules contiguës les
chiens avec leurs chaînes respectives, les conduit,
quatre ou cinq à la fois, près de l'entrée de la cellule d'asphyxie, attache les chaînes auxquelles ils
sont liés à l'extrémité de la corde interne garnie de
crochets, puis il tire l'autre bout de la corde externe
qui, courant sur les poulies, force à entrer les
chiens, même les plus rétifs, poussés aussi par une
main et par les pieds du gardien.

« En supposant qu'il y ait un autre groupe de
chiens à asphyxier, le gardien répète l'opération en
faisant tourner de la même façon la corde d'une
autre poulie ; puis, lorsqu'il a terminé, il ferme le
barreau de fer en l'assurant au mur avec un cade-
nas, il monte par une petite échelle de bois à che-

villes au plan supérieur de la cellule, il tire à lui la corde ou les cordes internes auxquelles les chiens sont attachés, et leur ôte les chaînes en laissant ainsi libre la petite fenêtre qu'il referme de suite avec toute la diligence possible.

« Il place ensuite le brasier ou les brasiers préparés d'avance et déjà flambants à l'endroit désigné, c'est-à-dire entre la porte d'entrée et le petit barreau interne de fer derrière les parapets de la même porte qu'on ferme après hermétiquement.

« C'est alors que commence l'opération de l'asphyxie qui se fait dans un temps plus ou moins long, suivant la quantité plus ou moins grande d'acide carbonique qui pénètre dans la cellule.

« En 15 minutes, avec 4 ou 5 kilogrammes de charbon, les chiens sont complètement asphyxiés; mais le temps des souffrances apparentes ou réelles se réduit, du moins d'après ce que l'on observe, à trois ou quatre minutes environ.

« Les avantages que les *chambres d'asphyxie* offrent, sont tels, qu'il nous semble impossible de ne pas se rendre à leur évidence.

« Ces avantages sont :

« 1° Absence complète des souffrances morales et physiques pour les pauvres victimes ;

« 2° Entière suppression des brutalités préliminaires, des fractures, des éclaboussures de cervelles ensanglantées, — d'ou résulte :

« 3° Une plus grande propreté dans le local ;

« 4° L'état intact des peaux à utiliser ;

« 5° Économie de labeurs, conséquemment économie de gages aux exécuteurs. (P. Bosi). »

B). *Musellement. — Usage de la laisse.* — Le musellement n'est pas prescrit par notre législation sanitaire, qui s'est bornée à donner à l'autorité administrative le droit d'ordonner cette mesure dans certains cas, et qui a prévu d'autres cas où l'usage de la laisse doit être exigé (art. 53, 54. Décret 22 juin 1882).

Art.53.— L'autorité administrative pourra,lorsqu'elle croira cette mesure utile, particulièrement dans les villes, ordonner par arrêté que tous les chiens circulant sur la voie publique soient muselés ou tenus en laisse.

Art. 54. — Lorsqu'un cas de rage a été constaté dans une commune, le maire prend un arrêté pour interdire, pendant six semaines au moins, la circulation des chiens à moins qu'ils ne soient tenus en laisse.

La même mesure est prise pour les communes qui ont été parcourues par un chien enragé.

Pendant le même temps, il est interdit aux propriétaires de se dessaisir de leurs chiens ou de les conduire en dehors de leur résidence, si ce n'est pour les faire abattre. Toutefois, peuvent être admis à circuler librement, mais seulement pour l'usage auquel ils sont employés, les chiens de berger et de bouvier ainsi que les chiens de chasse.

La circulaire ministérielle du 20 août 1882 interprète comme suit les articles 53, 54, du décret de 1882 :

«La mesure prévue par l'article 53 peut être nécessitée par l'accroissement exceptionnel des accidents rabiques à un moment donné. Les faits de cette nature sont toujours corrélatifs à une augmentation considérable de la population canine divaguante. En pareil cas, le musellement peut être rendu obligatoire par arrêté spécial.

« Une des principales causes de la propagation de la rage est la liberté de divagation laissée aux chiens dans les communes où un cas de rage a été constaté. Il est plus que probable que dans ces communes un certain nombre de chiens auront été mordus et que, devenant enragés à leur tour, ils en mordront d'autres et toujours ainsi.

« Pour prévenir ce danger toujours imminent, le maire prend un arrêté pour interdire pendant six semaines au moins la circulation des chiens, à moins qu'ils ne soient tenus en laisse. Cette mesure doit être prise également par les maires des communes qui ont été parcourues par un chien enragé.

« Une certaine suspicion s'étendant ainsi à tous les chiens des communes où la rage a été constatée, pendant toute la durée de cette suspicion, il devait être interdit aux propriétaires de s'en dessaisir ou de les conduire en dehors de leur résidence, si ce n'est pour les faire abattre ; tel est l'objet du dernier paragraphe de l'art. 54 ».

Les pouvoirs des maires en cette matière sont d'ailleurs confirmés par la loi du 5 avril 1884, article 97-6°. Si, comme on vient de le voir, les maires ne peuvent prescrire que d'une façon temporaire le musellement ou l'usage de la laisse, ils peuvent en décider la continuation tant que cela leur semble utile ; de plus ils ont le droit d'exiger l'emploi d'un appareil qui donne toute garantie en empêchant le chien de mordre, ils ont le droit de veiller à la bonne exécution de la mesure, d'imposer un modèle de muselière remplissant toutes les conditions de solidité, d'adaptation et d'isolement des mâchoires, soit une muselière terminée en panier de gros fil de fer.

Pour les situations prévues dans les articles 53, 54 de notre règlement sanitaire, la législation allemande se montre un peu plus sévère tout en adoptant à peu près les mêmes prescriptions. Il y est dit que la police portera à la connaissance du public chaque cas de rage, en employant le mode de publication de la localité et en se servant de la presse destinée aux annonces officielles. Quand un chien enragé ou suspect de rage aura erré librement, la police devra ordonner immédiatement la séquestration (mise à la chaîne ou enfermement) de tous les chiens de la région menacée pour un délai de *trois mois*. Cependant la conduite en laisse du chien muni en outre d'une muselière est considérée comme tenant lieu de la séquestration, à la condition toutefois que l'animal ne sera pas mené hors de la région menacée sans une autorisation spéciale de la police. On considére comme menacées toutes les localités dans lesquelles a été vu le chien enragé ou suspect, et celles situées dans un rayon de quatre kilomètres autour des précédentes. L'utilisation des chiens de berger, de boucher et de chasse, est permise, mais à la condition qu'en dehors du temps et du lieu de leur service ils seront attachés ou conduits en laisse et muselés. Quant aux chiens qui, contrairement au règlement, seront rencontrés errant librement dans la région menacée, *ils seront abattus immédiatement*. Enfin les mesures précitées doivent être portées à la connaissance du public, comme il est dit ci-dessus, avec indication expresse des localités et communes menacées.

La sanction pénale attachée aux infractions de la loi sanitaire est indiquée dans les articles 30 à 36 de la loi du 21 juillet 1881 ; elle varie suivant la gravité de la faute. Elle est, nous l'avons déjà vu, de 6 jours à deux mois de prison et de 16 à 400 fr. d'amende pour le défaut de déclaration, pour la non séquestration, et pour l'inaccomplissement de l'abatage prescrit par l'article 10 (art. 30. Loi 21 juillet 1881). Elle est de deux à six mois de prison et de 100 à 1.000 fr. d'amende, quand, au mépris des défenses de l'administration, on a laissé communiquer des animaux infectés avec d'autres, quand des animaux qu'on savait enragés ou suspects ont été vendus ou exposés en vente, quand on a, sans permission de l'autorité, déterré ou sciemment acheté des cadavres ou débris d'animaux morts ou abattus pour cause de rage, quand on a importé en France des animaux qu'on savait avoir été exposés à la contagion de la rage (art. 30.L. 21 juillet 1881). Elle est de six mois à trois ans de prison et de 100 à 2000 fr. d'amende, quand il a été vendu ou mis en vente de la viande provenant d'animaux qu'on savait morts de la rage ou qui ont été abattus comme enragés, quand les délits prévus par les articles 31 et 32 ont été suivis de la transmission de la maladie à d'autres animaux (art. 33.L. 21 juillet 1881). Elle est de 16 à 400 fr. d'amende pour les infractions de moindre importance à la loi sanitaire non prévues par les articles sus-visés ; elle est enfin de 1 à 200 fr. d'amende, qui sera prononcée par le juge de paix, pour les contraventions aux dispositions des articles 51 à 56 du règlement d'administration publique du 2 juin 1882 (art. 34. L. 21 juillet 1881); et il faut décider que la vente à la boucherie d'un animal mordu n'est qu'une contravention à laquelle est applicable seulement cette dernière sanction.

Art. 35. L. 21 juillet 1881. — Si la condamnation pour infraction à l'une des dispositions de la présente loi remonte à moins d'une année, ou si cette infraction a été commise par des vétérinaires délégués, des gardes champêtres, des gardes forestiers, des officiers de police à quelque titre que ce soit, les peines peuvent être portées au double du maximum fixé par les précédents articles.

Art. 36. L. 21 juillet 1881. — L'article 463 du Code pénal est applicable dans tous les cas prévus par les articles du présent titre.

Art. 463. Cod. pén............ Dans tous les cas où la peine de l'emprisonnement et celle de l'amende sont prononcées par le Code pénal (ou les lois qui renvoient à l'art. 463), si les circonstances paraissent atténuantes, les tribunaux correctionnels sont autorisés, même en cas de récidive, à réduire l'emprisonnement même au-dessous de six jours et l'amende même au-dessous de seize francs ; ils pourront aussi prononcer séparément l'une ou l'autre de ces peines, et même substituer l'amende à l'emprisonnement, sans qu'en aucun cas elle puisse être au-dessous des peines de simple police.

Sont enfin applicables, quand il y a lieu, les dispositions de l'article 471-15° du Code pénal.

ART. 471. Cod. pén. — Seront punis d'amende depuis un franc jusqu'à cinq francs inclusivement.

. . . .

15° Ceux qui auront contrevenu aux règlements légalement faits par l'autorité administrative...

2° Mesures conseillées.

Nous avons passé en revue toutes les mesures prescrites par notre législation sanitaire ; il nous reste à dire quelques mots d'un certain nombre d'autres moyens, qui ont été conseillés, et dont quelques-uns sont employés à l'Étranger. Ces moyens sont : 1° le musellement permanent avec un bon modèle de muselière ou l'usage de la laisse pour rendre inoffensifs tous les chiens, qui vont sur la voie publique, dans les voitures et autres moyens publics de transport, dans les lieux publics de réunion ; 2° l'établissement d'un impôt élevé surtout pour les mâles, et même leur émasculation, avec obligation pour les propriétaires de faire inscrire leurs chiens chaque année et de leur faire porter constamment une plaque ou un médaillon renouvelable en janvier, portant le millésime de l'année et indiquant que l'impôt a été payé ; tout cela dans le but de diminuer le nombre des chiens vagabonds et inutiles ; 3° l'empoisonnement dans les rues et l'autorisation de tuer sur la voie publique les chiens vagabonds en contravention ; 4° l'émoussement des dents ; 5° l'inoculation préservatrice ; 6° des instructions aux populations.

A). *Musellement permanent. — Usage permanent de la laisse.* — Cette mesure a eu et a encore ses partisans et ses détracteurs. On lui adresse notamment les reproches suivants : Le musellement permanent est impopulaire en France ; il est illusoire, quand il est pratiqué avec la simple lanière de cuir, avec des appareils qui laissent aux animaux la faculté de mordre; le musellement pratiqué avec une muselière solide, isolante, qui offre toute sécurité, est d'une application difficile; il défigure le chien, gêne sa respiration, le fait souffrir et est difficilement supporté par quelques-uns (ils s'y habituent pourtant); il n'offre pas une garantie suffisante, il ne préserve pas suffisamment l'homme contre le chien; il devrait être appliqué, pour offrir une sérieuse garantie, non seulement sur la voie publique, mais encore dans l'intérieur des maisons hors le temps des repas, car beaucoup de cas de rage sur les personnes ont été jusqu'à présent la conséquence de morsures reçues dans les maisons; il devrait être complété par l'usage de la laisse pour les chiens qu'on laisserait sortir dans la rue et ce serait là une gêne nouvelle; le chien peut se débarrasser de sa muselière ou s'échapper du logis avant qu'on la lui ait appliquée, etc., etc.. Ces griefs ont bien pour la plupart une certaine valeur, mais peut-on raisonnablement nier aujourd'hui l'efficacité du musellement en tant que moyen préservatif, lorsqu'il est démontré que cette mesure a rendu les plus grands services dans les pays où elle a été appliquée convenablement. Une ordonnance du Préfet de Police du 25 mai 1845 l'avait rendu obligatoire pour tous les chiens circulant sur la voie publique; et la muselière employée (muselière à panier) était solide, facile à adopter et convenablement isolante. Mais cet appareil ayant semblé disgracieux, gênant, incommode pour le chien, on lui substitua la lanière de cuir, le ruban de soie ou de fil sur le nez, qui est encore employé de nos jours dans les villes où l'administration prescrit temporairement le musellement. L'autorité toléra, comme elle le fait de nos jours, ce mode dérisoire d'appliquer le musellement, et il s'en suivit une augmentation des cas de rage. Le musellement obligatoire a rendu de grands services dans certains pays, même lorsqu'il n'a été appliqué que temporairement; dans telle localité on a vu diminuer les cas de rage à la suite de sa mise en pratique; dans telle autre on a constaté une augmentation du nombre des morsures et des cas de rage à la suite de la suppression de la muselière. Mais c'est principalement en Allemagne, en Prusse, dans le grand duché de Bade, à Berlin, que cette mesure a produit des résultats exceptionnellement favorables; ainsi à Berlin (où le musellement est obligatoire) sur plus d'un million d'habitants il y avait eu seulement 11 cas de rage humaine en 27 ans, tandis que dans la seule ville de Paris il y a eu de 1872 à 1877 six morts d'homme par rage chaque année, vingt-quatre dans l'année 1878, et seulement cinq dans l'année 1879 grâce au musellement rendu obligatoire et sanctionné par la capture et l'abatage des chiens errants. Ainsi en Prusse, à Berlin et dans le grand duché de Bade, la rage est devenue exceptionnellement rare dans ces dernières années, si rare, qu'on peut dire qu'elle a presque disparu. Nul doute ne saurait donc persister relativement à la valeur préventive d'une mesure qui a donné d'aussi bons résultats. L'usage du musellement est propre à conjurer tout danger et à prévenir toute morsure s'il réalise les conditions suivantes : s'il est général, constant et observé partout rigoureusement; s'il est sanctionné par la capture et l'abatage ou la séquestration des chiens en contravention et par une amende pour les propriétaires; s'il est pratiqué avec un appareil sûr, solide, facile à adapter et convenablement isolant, dont un modèle réglementaire sera déposé à la mairie de chaque commune. L'obligation de la muselière agirait doublement en vue de la préservation des personnes et des animaux : les propriétaires redoutant l'amende et la perte de leurs chiens les tiendraient mieux enfermés et les soustrairaient ainsi aux occasions de mordre ou de se faire mordre ; enfin les personnes attaquées par des animaux muselés ne pourraient guère être mordues. D'ailleurs, s'il y a quelque chose de fondé dans les reproches adressés au musellement, on ne saurait méconnaître qu'ils sont exagérés ; en tout cas, la sauvegarde des personnes doit primer toutes les autres considérations.

Il ressort de ce qui précède que les avantages du musellement l'emportent de beaucoup sur ses inconvénients. Aussi serait-il peut-être désirable qu'il fût inscrit au nombre des mesures applicables dans la rue, dans les établissements publics, les magasins, ateliers, boutiques, etc., pour prévenir la propagation de la rage, sauf à y apporter quelque tempérament en ce qui concerne les chiens de chasseurs et de bergers pendant leurs heures de service. A la rigueur il pourrait être suppléé dans certains cas par l'usage de la laisse (chemins) ou de l'attache fixe (ateliers, etc.).

B). *Impôt.* — Depuis 1856 les chiens sont imposés et les propriétaires sont tenus d'en faire la déclaration et de payer annuellement une taxe. Voici les documents relatifs à l'établissement et à la perception de cette taxe :

LOI

Relative à l'établissement d'une taxe municipale sur les chiens.

(2 mai 1855.)

Art. 1er. — A partir du 1er janvier 1856, il sera établi dans toutes les communes et à leur profit une taxe sur les chiens.

Art. 2. — Cette taxe ne pourra excéder 10 francs, ni être inférieure à 1 franc.

Art. 3. — Des décrets, rendus en Conseil d'État, régleront, sur la proposition des Conseils municipaux, et après avis des Conseils généraux, les tarifs à appliquer dans chaque commune. — A défaut de présentation de tarifs par la commune, ou d'avis émis par le Conseil général, il est statué d'office, sur la proposition du préfet.

Art. 4. — Les tarifs établis en exécution de l'article 2 pourront être révisés à la fin de chaque période de trois ans.

Art. 5. — Un règlement d'administration publique détermine les formes à suivre pour l'assiette de l'impôt, et les cas où l'infraction à ces dispositions donnera lieu à un accroissement de taxe. Cet accroissement ne pourra s'élever à plus du quadruple de la taxe fixée par les tarifs.

Art. 6. — Le recouvrement des taxes autorisées par la présente loi aura lieu comme en matière de contributions directes.

DÉCRET

Portant règlement d'administration publique pour l'exécution de la loi du 2 mai 1855, qui établit une taxe municipale sur les chiens.

(4 août 1855.)

Titre 1er. — *De l'assiette de la taxe.*

Art. 1er. — Les tarifs pour l'établissement de l'impôt qui doit être perçu, au profit des communes, sur les chiens, ne peuvent comprendre que deux taxes dans les limites de l'article 2 de la loi du 2 mai 1855. — La taxe la plus élevée porte sur les chiens d'agrément ou servant à la chasse. — La taxe la moins élevée porte sur les chiens de garde, comprenant ceux qui servent à guider les aveugles, à garder les troupeaux, les habitations, magasins, ateliers, etc., et, en général, tout ceux qui ne sont pas compris dans la partie précédente. — Les chiens qui ne peuvent être classés dans la première ou dans la seconde catégorie sont rangés dans celle dont la taxe est la plus élevée.

Art. 2. — La taxe est due pour les chiens possédés au 1er janvier, à l'exception de ceux qui, à cette époque, sont encore nourris par la mère. — La taxe est due pour l'année entière.

Art. 3. — Lorsque le contribuable décède dans le courant de l'année, ses héritiers sont redevables de la portion de taxe non encore acquittée.

Art. 4. — En cas de déménagement du contribuable hors du ressort de la perception, la taxe est immédiatement exigible pour la totalité de l'année courante.

Art. 5. — Du 1er octobre de chaque année au 15 janvier de l'année suivante, les possesseurs de chiens devront faire à la mairie une déclaration indiquant le nombre de leurs chiens et les usages auxquels ils sont destinés, en se conformant aux distinctions établies en l'article 1er du présent décret. — Ceux qui auront fait cette déclaration avant le 1er janvier doivent la rectifier, s'il est survenu quelque changement dans le nombre ou la destination de leurs chiens. (*Modifié ; V. Décr. 3 août 1861.*)

Art. 6. — Les déclarations prescrites par l'article précédent sont inscrites sur un registre spécial. Il en est donné reçu aux déclarants; les récépissés font mention des noms et prénoms du déclarant, de la date de la déclaration, du nombre et de l'usage des chiens déclarés.

Art. 7. — Du 15 au 31 janvier, le maire et les répartiteurs, assistés du percepteur des contributions directes, rédigent un état matrice des personnes imposables.

Art. 8. — L'état matrice présente les noms, prénoms et demeures des imposables, le nombre de chiens qu'ils possèdent et la catégorie à laquelle chaque animal appartient. — L'état matrice relate, en outre, les déclarations faites par les possesseurs de chiens, avec les détails nécessaires pour permettre d'apprécier les différences entre les déclarations et les faits constatés.

Art. 9. — Du 1er au 15 février, le percepteur adresse au directeur les contributions directes les états matrices rédigés conformément aux prescriptions ci-dessus, pour servir de base à la confection des rôles. — Il est procédé pour cette confection, pour la mise à exécution et la publication des rôles, la distribution des avertissements et le recouvrement des taxes, comme en matière de contributions directes, conformément à l'article 6 de la loi du 2 mai 1855 et aux articles 2, 3 et 4 du présent décret. Les imposés acquitteront d'ailleurs leurs taxes, par portions égales, en autant de termes qu'il restera de mois à courir à dater de la publication des rôles, ainsi que cela est prescrit pour les patentés par l'article 24 de la loi du 25 avril 1844.

Titre II. — *Des infractions au présent règlement.*

Art. 10. — Sont passibles d'un accroissement de taxe, 1o celui qui, possédant un ou plusieurs chiens, n'a pas fait de déclaration; 2o celui qui a fait une déclaration incomplète ou inexacte. — Dans le premier cas, la taxe sera triplée, et, dans le second, elle sera doublée pour les chiens non déclarés ou portés avec une fausse désignation. — Lorsqu'un contribuable aura été soumis à un accroissement de taxe, et que, pour l'année suivante, il ne fera pas la déclaration exigée, ou fera une déclaration incomplète ou inexacte, la taxe sera quadruplée, dans le premier cas, et triplée dans le second. (*Modifié; Voir Décr. 3 août 1861.*)

Art. 11. — Lorsque les faits pouvant donner lieu à des accroissements de taxe n'ont pas été constatés en temps utile pour entrer dans la formation du rôle primitif, il est dressé dans le cours de l'année, un rôle supplémentaire, conformément aux dispositions du présent règlement.

Titre III. — *Des frais de la confection des rôles et des avertissements.*

Art. 12 — Les frais d'iimpression relatifs à l'assiette de la taxe sur les chiens, ceux de la confection des rôles, de la confection et de la distribution des avertissements, sont à la charge des communes.

DÉCRET

Qui modifie les articles 5 et 10 du décret du 4 août 1855, relatifs à la taxe municipale sur les chiens.

(3 août 1861.)

Art. 1er. — Les possesseurs de chiens qui, dans les délais fixés par l'article 5 du décret réglementaire du 4 août 1855, auront fait à la mairie une déclaration indiquant le nombre de leurs chiens et les usages auxquels ils sont destinés, en se conformant aux distinctions établies par l'article 1er du même décret, ne seront plus tenus de la renouveler annuellement. En conséquence, la taxe à laquelle ils auront été soumis continuera à être payée jusqu'à déclaration contraire. — Le changement de résidence du contribuable hors de la commune ou du ressort de la perception, ainsi que toute modification dans le nombre et la destination des chiens entraînant une aggravation de taxe, rendra une nouvelle déclaration obligatoire.

Art. 2. — Les articles 5 et 10 de notre décret précité sont modifiés dans les dispositions qui seraient contraires au présent décret.

Le tarif communal pour l'établissement de la taxe a été approuvé et fixé par le décret du 9 janvier 1856 d'après les vœux des Conseils généraux. Il varie pour chaque département et dans le même département. La première catégorie, qui comprend les chiens d'agrément et ceux servant à la chasse est imposée à raison de 3, 5, 6, 8 et 10 fr. par tête, suivant les départements, de 8 ou 10 fr. dans le même département suivant qu'il s'agit de la campagne ou de la ville. La seconde catégorie dans laquelle sont rangés les chiens servant à guider les aveugles, à garder les troupeaux, les habitations, les magasins, ateliers, etc., et en général tous ceux qui ne sont pas compris dans la catégorie précédente, est imposée à raison de 1, 1,50 et 2 fr. suivant les départements. Ainsi dans le Rhône les chiens de la première catégorie paient 10 fr. à Lyon et 8 dans les autres communes; ceux de la seconde catégorie 2 fr. dans tout le département.

J'emprunte à un journal quotidien la nouvelle qui suit :

« Le Conseil d'Etat vient d'arrêter un règlement d'administration publique, modifiant celui du 4 août 1855 sur la taxe des chiens.

« L'innovation qu'il consacre consiste à substituer, pour la rédaction de l'état de matrice qui sert de base à la confection des rôles, le contrôleur des contributions directes au percepteur en vue d'assurer, par l'intervention d'un agent familier avec les questions de l'assiette des impôts et indépendant des influences communales, une appréciation plus exacte et un classement plus rigoureux de l'élément imposable. »

Tout en créant un revenu aux communes, la taxe a donné quelques résultats au point de vue de la diminution du nombre des chiens ; mais on lui reproche de n'avoir pas atteint ce résultat dans une assez large mesure, soit qu'elle ne se trouve pas assez élevée, soit qu'elle ait été mal répartie, soit que beaucoup de chiens n'aient point été déclarés et aient été ainsi soustraits plus ou moins longtemps à l'impôt. Aussi, a-t-on demandé non seulement une meilleure répartition suivant les catégories et une surélévation de la taxe pour les chiens inutiles, d'agrément, de fantaisie, etc., mais de plus l'obligation pour les propriétaires de faire inscrire leurs chiens chaque année et de leur faire porter constamment attaché à leur collier un médaillon renouvelable annuellement, qui indiquerait le millésime de l'année ainsi que l'acquittement de la taxe, comme cela se pratique dans certaines parties de l'Allemagne. La capture et l'abatage des chiens sans médaillon constitueraient la sanction de cette prescription. Il est certain qu'on ne pourrait trouver bien mauvaise l'application d'une taxe élevée pour les chiens d'agrément, de fantaisie, de chasse, etc. ; il est également certain que l'usage du médaillon ne pourrait que donner de bons effets. C'est l'emploi simultané de la muselière, de la laisse et du collier avec médaillon qui a donné en Allemagne de si bons résultats.

C). *Empoisonnement ou occision dans les rues.* — L'empoisonnement dans les rues et les carrefours en plaçant des boulettes ou saucisses confectionnées avec un poison énergique (strychnine), a été mis en pratique dans certaines époques, aux jours et heures choisis par l'administration, pour se débarrasser des chiens errants. Mais ce moyen a été avec raison délaissé, comme étant illusoire quand on l'applique une fois en passant et pendant la nuit, comme étant répugnant quand il est employé pendant le jour à cause des souffrances qu'il détermine avant de faire périr les animaux, et comme pouvant être dangereux pour les animaux qu'on ne veut pas atteindre (chats) et même pour les personnes, etc. Par contre, étant donnés la difficulté et le danger qu'il y a à saisir les chiens errants et partant la négligence qui est apportée dans la pratique à l'exécution de cette prescription, je serais assez de l'avis de ceux qui demandent que les agents de la police soient *autorisés à tuer snr place les chiens en contravention dont ils ne peuvent pas s'emparer sans risquer d'être mordus,* à la condition qu'ils ne pourraient employer pour cela que l'arme blanche ; je serais également de l'avis de ceux qui demandent qu'on *autorise chacun à tuer tout chien étranger qui se trouve non muselé sur son terrain ;* je demanderais surtout qu'on montre un peu plus de sévérité contre les propriétaires récalcitrants.

D). *Emoussement des dents.* — M. Bourrel, partant de cette observation que les *animaux herbivores enragés transmettent difficilement la maladie parce que leurs dents en couronne contusionnent les tissus sans les entamer,* a eu l'idée d'enlever aux dents du chien en les émoussant (en les limant), la possibilité de pénétrer les tissus et d'inoculer le virus contenu dans sa bave. Cette opération était déjà fort ancienne, mais elle n'était employée que rarement et seulement dans quelques cas particuliers. L'usage de réséquer les canines des bêtes fauves s'était établi chez les Romains ; Daubenton conseillait de limer les crochets des chiens de berger dans l'intérêt des moutons, et son conseil est parfois suivi ; quelquefois enfin on émousse aussi les dents des chiens méchants. Dès 1862 M. Bourrel a préconisé une opération plus générale, plus complète dont il a essayé de faire entrevoir l'efficacité en recourant à l'expérimentation. Avant d'apprécier la valeur de la méthode dite de l'émoussement des dents, il importe d'en donner une description sommaire. L'opération peut être pratiquée dès que les dents de remplacement sont bien sorties ; elle doit porter sur les douze incisives et les quatre canines et être faite de manière à établir seize couronnes au lieu et place des seize pointes qu'elles formaient ; elle est très simple, et toute personne qui sait manier une lime peut la pratiquer

en quelques minutes. Le chien maintenu par un ou
deux aides, est placé sur une table; « un baillon,
s'appuyant entre les dents molaires et sur les com-
missures des lèvres, est fixé par un ruban derrière la
nuque; un autre ruban roulé autour du museau en
arrière du baillon serre les mâchoires et les immo-
bilise. Les instruments nécessaires, fort peu com-
pliqués, consistent en une lime ordinaire, et, si l'on
veut abréger la durée de l'opération, en une pince
à résection pour raccourcir les canines. » Cette opération toute bénigne, ne s'accompagne d'aucune
réaction fébrile; l'animal continue à boire et à manger comme ci-devant; ses dents limées ne se carient
pas plus que les autres; le caractère du chien est
adouci sans que pour cela il cesse de rendre les
mêmes services; de plus les nombreuses expériences faites par M. Bourrel lui ont démontré que le
chien dont les dents viennent d'être limées ne peut
pas faire des morsures « susceptibles d'inoculer le
virus rabique. » Voici d'ailleurs comment il s'exprime sur ce dernier point :

« Après avoir limé les dents de trois chiens enragés, je les ai mis en contact avec six de ces animaux
sains. Immédiatement les chiens enragés se jettent
sur eux, les mordent avec frénésie, pas un n'a la
peau entamée. Ces six chiens d'expérience furent
surveillés six mois, et il ne survint aucun cas de
rage sur eux. Un de ces chiens enragés saisit entre
ses dents ma main gantée; lorsqu'il se décide à la
lâcher, le gant est intact, la morsure n'a produit
qu'une forte pression. Cette expérience répétée sur
des chiens non enragés à qui j'ai donné à mordre
ma main nue, m'a prouvé que la dent émoussée ne
peut, quelque grande que soit la contraction des
muscles de la mâchoire, que rarement entamer l'épiderme des animaux dont le poil amortit forcément la

pression reçue et seulement très exceptionnellement celui de l'homme. »

Comme complément indispensable de l'émoussement, et pour lui faire produire des effets durables, il serait nécessaire qu'une « visite annuelle des mâchoires émoussées » eût lieu et que l'opération fût renouvelée si des aspérités s'étaient produites sur les dents limées. — On a fait à la méthode de M Bourrel certaines objections, dont voici les principales : 1° l'émoussement, tel que le conseillait l'auteur, ne supprimerait pas complètement le danger, car on ne le doit pratiquer que lorsque le chien a déjà un certain âge ; d'un autre côté il a été reconnu que certains chiens produisent avec les molaires des plaies propres à absorber le virus, ce qui nécessiterait l'extension de l'opération à ces dents ; et enfin ne pourrait-il pas arriver parfois que la morsure contuse, faite par un animal dont les dents ont été limées, entamât la peau de l'homme dans les régions découvertes et inoculât la rage comme l'ont fait parfois les morsures des herbivores ? 2° On a craint que la pratique de l'émoussement ne portât à négliger les autres mesures (musellement) et les soins (cautérisation, etc.) que réclament toujours les morsures inoculatrices ou non inoculatrices faites par un animal enragé. Ces objections, et surtout celles que nous avons laissées de côté, vu leur peu d'importance, ne sont pas de nature à détruire la valeur prophylactique de l'émoussement des dents telle que M. Bourrel l'a établie. S'il est vrai que les dents limées peuvent en s'ébréchant reprendre une forme aiguë ou tranchante, cela n'arrive guère, ainsi que notre distingué confrère s'en est assuré. Des expériences, faites en août 1874 avec trois chiens enragés auxquels on a fait mordre d'abord trois animaux de leur espèce, puis trois autres après leur avoir limé les dents ont démontré que ces derniers n'offraient aucune entamure de la peau, tandis que ceux qui avaient été mordus avant l'opération présentaient de nombreuses blessures pénétrantes. L'expérience a également démontré à M. Bourrel que les dents émoussées ne traversent pas les vêtements de l'homme et n'entament pas plus sa peau que celle du chien protégée par le poil; pour les parties nues les dangers des morsures sont considérablement diminués, car la dent émoussée écrase plutôt, contusionne et meurtrit les tissus, qui sont alors inaptes ou moins aptes à absorber que s'ils avaient été pénétrés par une dent pointue. Il ne faudrait enfin, comme le prétend M. Bourrel, considérer l'opération qu'il préconise que comme un moyen de plus de préserver les hommes et les animaux de la rage, sans rien enlever de l'importance de la cautérisation et sans proscrire le musellement dans les cas où il est prescrit par les règlements sanitaires. Quoi qu'il en soit, on ne saurait méconnaître que l'émoussement peut rendre des services ; malheureusement il apparaît comme devant soulever une grande résistance et de sérieuses difficultés (inspection des chiens, vérifications périodiques), dans son application généralisée; et l'on sait le peu d'efficacité qu'il faut attendre d'une mesure, qui est appliquée avec toutes sortes de restrictions ou d'exceptions.

E). *Inoculation préservatrice*. — Nous avons déjà exprimé les espérances qu'avaient fait naître les résultats obtenus par M. Pasteur dans ses expériences sur le chien, qu'il avait doté d'une véritable immunité contre les inoculations rabiques et les morsures ultérieures ; mais la réalisation de ces espérances est ajournée, à cause des dangers qui pourraient résulter de la mise en pratique de la méthode des inoculations préventives sur des animaux non contaminés, si quelques-uns, au lieu d'être rendus

réfractaires, étaient par elle rendus enragés. En sorte
que pour le moment, tout au moins, il ne saurait
être question de prescrire ou même d'autoriser l'i-
noculation chez les chiens non mordus dans le but
de les rendre réfractaires à la contagion ultérieure;
il faut se borner à empêcher cette contagion ou à neutraliser ses effets quand on n'a pas pu l'empêcher.

F). *Instructions aux populations.* — Nous avons vu
que la législation sanitaire allemande ordonne aux
autorités d'informer les populations intéressées de
tout cas de rage observé ; c'est là une bonne précaution. Il faudrait de plus que, quand un chien enragé
ou suspect (offrant des signes de rage) a été vu dans
une localité ou a réussi à s'évader, l'autorité fût
immédiatement informée et les habitants avisés
d'avoir à se tenir sur leur garde. Il faudrait enfin
que les populations fussent instruites (avis, affiches,
circulaires, etc.), des signes et des moyens propres
à faire soupçonner ou reconnaître la rage, des de-
voirs qui leur incombent et des précautions à prendre quand des morsures ont été faites par des animaux rabiques ou suspects.

III. — RESPONSABILITÉ DES PROPRIÉTAIRES D'ANIMAUX ENRAGÉS.

Outre les peines édictées par la loi sanitaire
pour la répression des infractions commises contre
ses dispositions et celles du règlement d'administration publique du 22 juin 1882, les propriétaires et détenteurs d'animaux enragés peuvent
être condamnés encore, en vertu de certaines dispositions du Code pénal; et leur responsabilité civile
peut se trouver sérieusement engagée, quand leurs
animaux ont occasionné des dommages en blessant
des personnes ou des animaux d'autrui.

Il leur est interdit de vendre ou d'échanger même
leurs animaux suspects, ceux qui ont été mordus

(art. 13. L. 21 juillet 1881). Que si, malgré la prohibition de la loi, de pareils animaux sont vendus ou échangés, le contrat est nul ou annulable (art. 1598, 1109, 1110 Code civil). Quand le vendeur ou l'échangiste a été de mauvaise foi, quand il a en contractant connu ou soupçonné l'état de ses animaux, quand il a su qu'ils avaient été mordus, la vente ou l'échange ne s'est pas formé, il y a inexistence du contrat ; d'où il suit que l'acheteur ou le coéchangiste peut se refuser à l'exécuter ; et si le contrat a été exécuté, il peut pendant trente ans se prévaloir de son inexistence et répéter son prix. Il peut aussi dénoncer le fait au ministère public et se porter partie civile dans la poursuite que ce dernier intentera, ou bien mettre lui-même en mouvement devant le tribunal correctionnel l'action pénale et l'action civile ; il peut enfin intenter séparément une action en dommages-intérêts. En tous cas l'acheteur et le coéchangiste peuvent, quand leur cocontractant a été de mauvaise foi, et à la charge pour eux d'en faire la preuve (preuve testimoniale, etc.), demander et doivent obtenir réparation de tous les dommages que la vente ou l'échange leur a occasionnés. Mais si la déclaration n'a pas été faite et si d'ailleurs le propriétaire des animaux suspects a ignoré ou feint d'ignorer qu'ils avaient été mordus, l'acheteur ou le coéchangiste, qui ne peut pas faire la preuve de la mauvaise foi de son cocontractant, ne pourra plus exercer une action en dommages-intérêts, mais il pourra, selon moi, demander l'annulation du contrat, s'il vient à apprendre et à démontrer que les animaux qui lui ont été livrés avaient été mordus antérieurement, car il y a en pareil cas erreur substantielle, l'acheteur ou le coéchangiste ayant à tort cru recevoir des animaux non mis hors de commerce. Cependant la jurisprudence admet que non seulement l'action en dommages-intérêts mais même l'action en nullité sont inadmissibles, si l'acheteur ou le coéchangiste ne prouve pas la mauvaise foi de son cocontractant. Cette jurisprudence adoptée par les tribunaux ordinaires, par les Cours d'appel et par la Cour de cassation est regretable; si l'on conçoit à la rigueur que l'action en dommages-intérêts ne soit pas admise quand le vendeur a été de bonne foi, on ne conçoit pas aussi bien qu'on prive l'acheteur de l'action en nullité, quand, sans établir la mauvaise foi de son cocontractant, il prouve que la maladie ou la contagion est antérieure à la vente, car, je le répète, il a commis une erreur substantielle en achetant un animal qui était hors du commerce, et l'erreur substantielle vicie le consentement sans qu'il y ait eu dol de la part du vendeur.

Les propriétaires et détenteurs d'animaux enragés qui sont imprudents, négligents, qui n'observent pas les règlements sanitaires encourent une double responsabilité en vertu des articles 475, 479, 319, 320 du code pénal, 1382, 1383, 1384, 1385 du code civil. L'article 475 du Code pénal édicte une amende de 6 à 10 fr. contre ceux qui laissent divaguer des animaux malfaisants ou féroces, qui excitent ou ne retiennent pas leurs chiens, lors même qu'il n'y aurait ni mal ni dommage. L'article 47 édicte une amende de 11 à 15 fr. contre ceux, dont les animaux malfaisants ou féroces auront occasionné la mort ou la blessure d'animaux d'autrui. L'article 319, qui porte une peine de trois à deux ans de prison et de 50 à 600 fr. d'amende contre ceux qui par imprudence, inattention, négligence ou inobservation des règlements auront commis involontairement un homicide ou en auront involontairement été la cause, est sans contredit applicable à ceux dont les chiens communiquent la rage à des personnes; et l'article 320 qui abaisse la peine à un emprisonnement de six jours à deux mois et à une amende de 16 à 100 fr., est applicable quand il n'est résulté du défaut de précaution des propriétaires que des blessures pour des personnes. Enfin les propriétaires de chiens enragés peuvent encourir l'application des articles précités du Code civil; ils sont responsables des dommages causés par leurs animaux, et ces dommages peuvent atteindre un chiffre considérable, surtout quand des personnes ont été mordues et sont devenues enragées. Toutes les fois qu'il pourra être prouvé, d'après le collier portant le nom du propriétaire, ou tout autrement, que tel chien, qui a fait des morsures, appartient à telle personne, il y aura lieu de faire l'application de l'article 1385 du Code civil. Les articles 1382-1383 rendent toute personne responsable du dommage qu'elle a causé par son fait, par sa faute, sa négligence, son imprudence; et l'article 1385, qui décide que « le propriétaire d'un animal, ou celui qui s'en sert, pendant qu'il est à son usage, est responsable du dommage que l'animal a causé, soit que l'animal fût sous sa garde, soit qu'il fût égaré ou échappé », crée manifestement une présomption de faute contre le propriétaire ou le détenteur (emprunteur, dépositaire, etc.), et dispense par cela même la victime de l'accident de prouver l'existence de cette faute. Celui qui a éprouvé le dommage n'a donc besoin, pour en obtenir réparation que d'en établir la réalité et l'origine; aucune autre preuve ne doit lui être imposée; dès l'instant où il a établi l'existence du dommage et prouvé qu'il a été causé par le chien du défendeur il doit obtenir gain de cause. Le défendeur ne pourrait en l'espèce s'exonérer de la responsabilité invoquée contre lui qu'autant que, exempt d'ailleurs de tout dol et de toute infraction volontaire aux règlements sanitaires, il établirait que « *l'accident n'est que la conséquence d'un cas de force majeure ou d'une faute commise par celui qui a souffert le préjudice* », qu'autant qu'il démontrerait par exemple que sa vigilance a été trompée et que l'accident a été le résultat de circonstances qu'il ne pouvait pas prévoir. Ainsi donc il n'est pas nécessaire que celui qui éprouve le préjudice démontre l'incurie du propriétaire ou détenteur de l'animal qui l'a occasionné ; et de plus le fait d'avoir essayé de capturer, tuer ou arrêter un chien enragé pour prévenir de plus graves accidents, n'empêcherait pas la personne victime de son dévoûment de réclamer contre le propriétaire, car son dévoûment ne saurait lui être imputé à faute. Diverses décisions des tribunaux ont fait l'application des règles qui viennent d'être sommairement exposées, notamment un jugement du tribunal civil de Clamecy, dont voici un des considérants : « attendu qu'il est constant....... que si G... avait exercé sur son chien une surveillance suffisante, il l'aurait mis dans l'impossibilité de s'échapper..... attendu que dans la fixation des dommages-intérêts il y a lieu de prendre en considération non seulement la valeur du bœuf qui a succombé mais encore les frais que C... a supportés par suite de la nécessité dans laquelle il a été de faire subir une séquestration à ses bestiaux pendant plus d'un mois et par ordre de l'autorité...»

Dans son audience du 15 janvier 1886, le tribunal de première instance de Chambéry a rendu un jugement condamnant à 6.000 fr. de dommages-intérêts et à tous les dépens le propriétaire d'un chien enragé, dont la morsure avait occasionné la mort d'un enfant de douze ans. Le tribunal a admis l'entière responsabilité du propriétaire, qui, ayant remarqué un changement dans les habitudes de son animal, n'avait pas eu la précaution de le maintenir enfermé et l'avait fait conduire à la promenade par une jeune personne des mains de laquelle il s'était échappé pour courir vers d'autres chiens et mordre chemin faisant l'enfant auquel il avait inoculé la rage

TABLE DES MATIÈRES